GOLDMANN
ARKANA

Buch

Der prominente Spiegel-Redakteur Siegfried Kogelfranz, beileibe kein Anhänger von irgendetwas Alternativem, muss eines Tages einsehen, dass er nicht so weitermachen kann wie bisher. Sein Körper zeigt die Konsequenzen eines Lebens auf der Überholspur und des damit verbundenen Raubbaus: Stresssymptome, Immunschwäche nach einer schweren Virenerkrankung und Diabetes mellitus. Reichlich skeptisch lässt er sich auf eine Ayurveda-Kur in Neu Delhi ein. Aber nach drei spartanischen Wochen stellt er fest, dass er ein fast neuer Mensch geworden ist. Sensationell mutet insbesondere seine Heilung von Diabetes mellitus II an, einer Krankheit, für die Ayurveda im Gegensatz zur westlichen Medizin pflanzliche Heilmittel kennt. Kogelfranz wird ein überzeugter Anhänger dieser Kuren, wiederholt sie alljährlich, recherchiert und studiert alles, was es über die Geschichte, die Methoden, die Erfolge und die Ayurveda-Einrichtungen in Indien, Sri Lanka und Europa zu erfahren gibt.

Sein Buch ist der Report des unmittelbar Betroffenen, der mit Ayurveda weitgehend beschwerdefrei, fit und über seine Erfahrungen zum Experten geworden ist. Spannend für alle, die mehr über diesen Weg zu Gesundheit und Vitalität wissen wollen, und ein unverzichtbarer Führer und Ratgeber für alle, die sich eine Ayurveda-Kur überlegen.

Autor

Siegfried Kogelfranz, geboren 1934 in Österreich, seit 1954 Journalist und Autor in Graz, Wien und Hamburg, arbeitete 37 Jahre beim SPIEGEL, als Ressortchef und Korrespondent in Moskau und Budapest. Autor von fünf Sachbüchern mit Themen zur Zeitgeschichte, darunter »Das Erbe von Jalta«, Osteuropas Schicksal nach 1945, »Sterben für die Freiheit« über den Spanischen Bürgerkrieg, »Quedlinburg-Texas und zurück«, Schwarzhandel mit geraubter Kunst sowie »Diktatoren im Ruhestand«, die einstigen Ostblockchefs im Gespräch. Die Erfahrungen für das Ayurveda-Buch beruhen auf über 40 Reisen zum Indischen Subkontinent und insgesamt mehr als ein halbes Jahr Aufenthalt in Ayurveda-Kliniken Indiens, Sri Lankas und in Deutschland.

Siegfried Kogelfranz

Ayurveda Live

Heilende Reisen
zu den Ursprüngen des Ayurveda

GOLDMANN
ARKANA

FSC
Mix
Produktgruppe aus vorbildlich
bewirtschafteten Wäldern und
anderen kontrollierten Herkünften

Zert.-Nr. SGS-COC-1940
www.fsc.org

Verlagsgruppe Random House FSC-DEU-0100
Das für dieses Buch verwendete FSC-zertifizierte Papier
München Super liefert Mochenwangen.

1. Auflage

Originalausgabe September 2006

Umschlaggestaltung: Design Team München
Umschlagfoto: Foto: zefa/Emely
Redaktion: Annette Gillich-Beltz
WL · Herstellung: CZ
Satz: Uhl+Massopust, Aalen
Druck und Bindung: GGP Media GmbH, Pößneck
Printed in Germany
ISBN-10: 3-442-21753-9
ISBN-13: 978-3-442-21753-3
www.goldmann-verlag.de

Inhalt

Vorwort

Es ist kaum zu glauben: An die dreihundert Bücher sind im Lauf der letzten beiden Jahrzehnte zum Thema Ayurveda in deutscher Sprache erschienen. Die altindische Heilslehre entwickelt sich offenbar unaufhaltsam zu einem Hit und nicht allein des Buchmarktes. Ärzte, Heilpraktiker, Therapeuten, Esoteriker, Wellness-Genießer, Fitness-Experten, aber auch Sekten-Gurus und New-Age-Propheten suchen die jahrtausendealte Lehre vom Leben einem lawinenartig anwachsenden Publikum nahe zu bringen. Von Dutzenden Kochbüchern mit mehr oder minder ayurvedischen Rezepten ganz abgesehen.

So sollen die Geheimnisse von Pulsdiagnosen, Entgiftung des Körpers durch raffinierte Massagetechniken, Ölbehandlungen, verordnetem Erbrechen und Einläufen sowie tausenden natürlichen Heilmitteln den Lesern vermittelt, dazu noch die immens mythenbefrachtete Philosophie dieser ersten Ganzheitsmedizin enträtselt werden.

Als erstrebenswerte, auch erreichbare Ergebnisse einer ayurvedischen Behandlung werden Verjüngung, ein langes Leben in Gesundheit von Körper und Geist, gar anhaltende Schönheit (»Ayurveda-Beauty«) in Aussicht gestellt. »Gesundheit und Schönheit durch zeitloses Wissen« versprechen einschlägige Institute, andere preisen sich als wundersame Jungbrunnen an. Die Folge eines solchen weltweit verbreiteten Ayurveda-Hypes ist ein rapide expandierender Wirtschaftszweig hierzulande, aber auch in den Ursprungsländern Indien und Sri Lanka, der jährlich bereits Milliarden umsetzt.

Dieser Hype lockt immer mehr Prominente an, wie etwa den früheren Bundeskanzler Helmut Kohl, der zur Zeit des Tsunami Ende 2004 an der Küste Sri Lankas kurte, der Todeswelle entkam, sich danach an einem sicheren Ort auf der Insel weiterbehandeln ließ und ein Hilfsprogramm für ein Kinderkrankenhaus startete. Oder den affärenverfolgten Welfenprinzen Ernst August von Hannover samt Gattin Caroline von Monaco, die sich im Maharishi-Ayur-Veda-Parkschlösschen von Traben-Trarbach ein paar teure Austage unter den sanften Händen einer meditativ gestalteten ayurvedischen Verwöhnkur gönnten.

In Europa, aber auch in Amerika, wo Hollywoodstars sich gern von Ayurveda-Jüngern, wie dem schriftstellernden Arzt Deepak Chopra (bisher rund ein halbes Dutzend einschlägige Bücher) zu der von ihm versprochenen »Perfect Health« leiten lassen, steht dabei zumeist der Wellness-Aspekt im Vordergrund. Das ist nicht nur in, sondern wird von einschlägigen Propagandisten gar überschwänglich zum »Megatrend dieses Jahrtausends« hochgejubelt und bringt mit relativ wenig Aufwand richtig Geld.

Ayurvedische Naturkosmetika sind zunehmend gefragt und werden teuer gehandelt. Sogar spezielle Antiaging-Programme sozusagen zum Selbstversuch gibt es im Angebot und die sollen, so wird unverantwortlich annonciert, schon nach Tagen verjüngend wirken. Ayurvedische Zeitschriften (»Ayurveda – Journal für ein gesünderes Leben«) finden regelmäßig Abnehmer. Das www.ayurveda-portal.de informiert per Internet über die jeweils neuesten Trends zum Thema. An all dem ist vor allem das weibliche Publikum interessiert, wie Frauen auch überall die große Mehrheit der Ayurveda-Patienten stellen.

Das Berliner Gesundheitsministerium macht sich gern die verbreitete Wellness-Definition der aus dem fernen Orient importierten Naturheilkunde zu Eigen. So kann der seit Urzeiten bewährten Gesundheitslehre jedwede Anerkennung als Medizin verweigert werden. Tatsächlich ist die exotische Lehre eine höchst kompliziert verwobene Mischung von Wissenschaft, Religion, Philosophie, Mythologie und Astrologie aus einem völlig anders gearteten Kulturkreis und damit dem modernen Westler in seiner ganzen Komplexität nur schwer zu vermitteln.

Medikamente wie etwa Quecksilber – reines Gift nach schulmedizinischem Verständnis –, die Asche von Pfauenfedern (soll gegen Schluckauf wirken, hätte womöglich Papst Pius XII. selig damit gerettet werden können?), Elefantenurin oder Vogelkot nebst einer kaum überschaubaren Masse von Heilkräutern scheinen eher geeignet, den Normalbürger außerhalb der an solche Dinge gewöhnten Heimat dieser Lebenslehre abzuschrecken.

Auch die im »Ayurveda Praxis Handbuch« des eidgenössischen Ayurveda-Experten Hans H. Rhyner aus alten indischen Schriften wiedergegebene Empfehlung, »die Zeit mit wunderschönen Menschen anderen Geschlechts« zu verbringen, »die mit frischen Blumengirlanden und Sandelholzpaste geschmückt sind«, klingt mehr nach tausendundeiner Nacht oder erotischen Tipps aus dem »Kamasutra« (das letztlich aus der gleichen Quelle stammt wie Ayurveda) als nach einer ärztlichen Rezeptur.

Was viele Verfasser solch interessanter, zuweilen

durchaus lehrreicher Werke bislang weitgehend außen vor lassen, ist eine persönliche Erfahrung mit der Welt des Ayurveda. Es gibt kaum Schilderungen von Betroffenen, von jenen, die sich aus welchen Gründen immer ayurvedisch behandeln lassen. Es fehlen Berichte darüber, ob oder wie diese Ganzheitsmedizin aus Patientensicht nicht nur Wohlgefühl erzeugen, sondern auch Leiden heilen, vielleicht sogar Leben verlängern kann.

Ich habe bei bislang acht Kuren in anerkannten Ayurveda-Instituten Indiens und Sri Lankas, die zusammen über ein halbes Jahr dauerten, sowie einem vergleichenden Aufenthalt in einer deutschen Klinik vielseitige und, wie ich meine, auch mitteilenswerte Erfahrungen gemacht. Dabei wurde ich von chronischen Krankheiten, etwa Diabetes mellitus Typ II, befreit, nachweisbar und nachhaltig. Und darüber soll hier, keineswegs unkritisch, berichtet werden. Ebenso über die langen aufschlussreichen Gespräche mit Ayurveda-Ärzten und Therapeuten.

Hinweise auf möglichen Nutzen können sich daraus ergeben, auch Ernüchterung bei vielleicht allzu hoch gespannten Erwartungen auf Wunderheilung. Die traditionelle indische Heilmethode sei »ein Ozean des Wissens«, urteilt ein indischer Autor über die »Medical Heritage«, das medizinische Erbe seines Landes. Manche ihrer Anhänger meinen, sie könne zur Medizin des 21. Jahrhunderts werden, am wirksamsten in Verbindung mit der Schulmedizin. Ayurveda samt dem dazugehörenden Umfeld so verständlich wie möglich zu erklären, anschaulich und objektiv darüber zu berichten, wie ich das alles am eigenem Leib erlebt habe, ist mein Anliegen: sozusagen eine Gebrauchsanweisung für Interessierte und potenzielle User – eben »Ayurveda live«.

Was ist Enema?

Jahre dem Leben, den Jahren Leben
Wahlspruch eines Ayurveda-Resorts in Sri Lanka

Da kann einer Englisch, hinreichend, meint er, ist ein Berufsleben lang in aller Welt gut damit zurechtgekommen, auch bei Interviews mit allerlei Prominenz. Doch dann das: *Enema*. Was könnte das wohl bedeuten? Null Ahnung. Die Wissenslücke hat einen Schock zur Folge, gleich zu Beginn einer insgesamt überaus angenehmen Erfahrung.

Seit jener ersten intimen Begegnung mit dem altindischen »Wissen vom Leben« vor gut elf Jahren wurde aus dem anfänglichen Skeptiker trotz manch anderer noch folgender Missverständnisse ein Ayurveda-Anhänger. Die jährliche Kur in renommierten Ayurveda-Kliniken oder -Resorts Indiens und Sri Lankas unter Obhut erfahrener Ärzte, meist dritte oder vierte Generation von Ayurveda-Heilern, wird zur immer von neuem herbeigesehnten Gewohnheit. Da wandelt sich ein lebenslanger Gourmet zum Vegetarier, verrenkt die alten Knochen zu kniffligen Yoga-Figuren, kann ein Auto-Freak nicht lange genug durch die Gegend walken, verzichtet der von Berufs wegen newshungrige Journalist auch aufs Fernsehen. Dass für heimische Zeitungen das ferne Deutschland kaum je erwähnenswert ist, relativiert die eigene Wichtigkeit und weckt zwangsläufig das Interesse an der fremdartigen Welt ringsherum, für deren Eigenarten und Probleme, die oft so völlig anders sind als zu Hause, aber auch zum Kurerlebnis gehören.

All das entspannt Körper und Geist wie nie zuvor. Das persönliche Erleben bestätigt trotz mancher ungewohnter Praktiken und eher scheußlich schmeckender Medikamente weitgehend die Aussage eines Handbuches über die »sanfte indische Heilkunst«: »Sämtliche Behandlungsmethoden sind äußerst angenehm wie wohltuend. So zählen beispielsweise die Massagen zu den schönsten Erlebnissen überhaupt.«

Wie wahr. Beim ersten Mal, fern dem Stress des Journalistenalltags sowie des nervigen Flugs in einem der stets randvollen Jumbos nach Delhi, überlasse ich mich beim warmen Licht von Öllampen mit geschlossenen Augen dem unbeschreiblichen Wohlgefühl einer Synchronmassage von vier kundigen Händen im Kräuterölbad. Voller Vertrauen, dass die wissen, was sie tun.

Doch dann – siehe eingangs. Träge folge ich der Anweisung »turn aside, please«. Jäh werde ich aus dem so angenehmen Tagtraum gerissen und schrecke panisch hoch. Da macht sich jemand gar nicht sanft am Hinterteil zu schaffen, versucht etwas in den Anus zu schieben.

Der Schock ist beidseitig. Während ich hochfahre, fallen dem dritten Therapeuten fast Schlauch und Gefäß aus den Händen. »Enema, Sir«, stammelt einer der schlanken braunen Jungs verzweifelt. »*Vasthi*«, assistiert ein Kollege auf Hindi, was auch nicht weiterhilft.

Dann dämmert es mir trotz sprachlichen Nichtverstehens, was da im Gange war. Etwas, was man aus der Kindheit in wenig angenehmer Erinnerung hatte: Einen Einlauf wollten mir die Kerle verpassen. Das von der Ärztin als Behandlungsbestandteil sehr wohl angekündigte Enema hatte ich mangels medizinischer Sprachkenntnisse nicht mitbekommen, allenfalls gerätselt – »Anämie« habe ich doch gar nicht. So fiel der Schreck nach anderthalb Stunden wonnigen Geknetetwerdens ebenso unerwartet wie heftig aus.

Doch da es nun offensichtlich dazu gehört, lasse ich auch diesen weniger angenehmen Teil der Behandlung über mich ergehen, mit dem erwarteten durchschlagenden Ergebnis. Bei einer Übung, die rigorose Heiler auch zum vollen Programm der inneren Hygiene einer *Panchakarma*-Reinigungskur zählen, verweigert sich dann doch der Körper. Sich übergeben, das wurde nichts. Auch nicht nach einem Liter warmen Salzwassers und anderen Kotzhilfen bis zum Stochern mit der Zahnbürste im Hals. Wer als Kriegskind gehungert hat, dessen Magen gibt so leicht nicht wieder her, was mal drinnen ist, zumal dank der strengen Diät eh nicht viel da sein kann. Schließlich helfen kleine schwarze Pillen weiter, um doch noch von oben bis unten alles sauber zu kriegen.

Ansonsten kaum mehr Komplikationen. Drei Wochen weit weg von der turbulenten Welt da draußen. In Harmonie mit mir selbst. Das körperliche wie seelische Wohlbefinden steigert sich von Tag zu Tag, besonders nach der ersten Woche, als mein Körper sich auf die ungewohnte Situation umgestellt hat.

Sticheleien von Freunden wie »das hältst du doch nicht durch«, ihr Ködern mit einem Flachmann Malt Whisky pur besserer Sorte, »ein Schluck kann doch nicht schaden«, prallen am wissenden Lächeln des Kurenden ab. Ich bin ja nicht achttausend Kilometer geflogen, bloß um dann die eigene Behandlung zu sabotieren.

Als bekennender Genusstyp hatte ich zwar selbst vorher bezweifelt, ob es denn ohne all das gehen würde, was so lange zum Savoir-vivre gezählt hatte. Zumal dann alles noch drastischer kam, als ich es mir hatte vorstellen können. Plötzlich kein Fleisch mehr, kein Fisch, kein Ei, kein Gramm Fett, nicht mal Milch in der veganisch-spartanischen Nahrung aus gekochtem Gemüse, Reis, Haferflocken und ein paar Früchten.

Kein Alkohol, kein Kaffee, keine Süßigkeiten, kaum Fruchtsäfte. Keine Zigarette oder Zigarre. Zum Trinken warmes Wasser, Kräutertee, ohne Zucker natürlich. »Ich lebe sozusagen von Gras und Wasser«, schrieb ich, durchaus zur Schadenfreude der Familie, klagend nach Hause. Aber ich lebte trotz eines noch zusätzlichen (mehr oder weniger ernst gemeinten, das habe ich nie herausgefunden) Keuschheitsgebots tatsächlich gut mit der Fastenkur. Kein Hungergefühl, keine Gier nach Schmankerln, beinahe so, als sei's nie anders gewesen.

Dazu, sicher hilfreich, immer volles Programm. Morgens um sechs Kräutertee, danach eine Stunde flotten Marsches – im Gegensatz zu späteren Erfahrungen anderswo, wo Ruhe als erste Patientenpflicht galt. Dann wieder Tee, Porridge und ein Apfel. Die schönsten Stunden des Tages: mehrhändige Massage im individuell gemixten Kräuterölbad, Kopfberieselung mit warmem Öl oder kalter Milch. Naseneinlauf mit scharfen Tropfen. Und ja, auch Enema, sanft appliziert und einmal gewohnt auch gleichmütig ertragen. Abwechselnd mit einer kleinen Dosis Öl-Kräuter-Essenz, die über den Darm auf den ganzen Organismus einwirken soll und einer vollen Ladung warmen Wassers, auch das mit allerlei Heilkräutern vermischt.

Wegdämmern bei leiser Musik, indisch oder klassisch, und alle Sorgen vergessen. Wohlriechende Räucherstäbchen, das eine oder andere Buch, für das ich sonst nie Zeit fand (obwohl einige asketische Ärzte auch das schon für zu viel Ablenkung halten). Yoga bei einer professionellen Lehrerin, die auch vom Schüler höchstmögliche Perfektion verlangt. Noch eine Stunde flotten Marschierens, mal auch zwei. Freuen auf den nächsten Tag. Erstes Erfolgserlebnis: Die ungewohnten Yoga-Übungen werden von Tag zu Tag gelenkiger absolviert, nicht zuletzt, weil auch die Waage, wie erfreulich, täglich ein Pfund weniger anzeigt.

Die Massagen wechseln zur Abreibung mit Leinenbeuteln, gefüllt mit einer Milch-Reis- und Kräutermischung, die dann noch in warmes Öl getaucht werden. Der speziell dafür geeignete Reis muss bis zu acht Tage lang geköchelt werden. Gespräche mit Doktoren, die sich nach näherem Kennenlernen alle Zeit nehmen, über Sinn, Zweck und Wirkung von Ayurveda Auskunft geben. Auf Fragen nach etwaigen Risiken immer dieselbe, vielleicht allzu selbstsichere Antwort: keine.

Das sind Heilkundige, die sich durch Blick auf Augen, Zunge, Antlitz, Fingernägel, Haare, die gesamte Erscheinung und immer wieder Fragen ein Bild vom Zustand eines Menschen machen. Dazu die Art, wie man sich bewegt, die Stimme, Abhören und vor allem ein dreifingriger Druck auf die Handwurzeln, die so genannten Pulsdiagnose, verrät dem Arzt den ayurvedischen Typus des Patienten, signalisiert ihm aber auch Herzstörungen, Bluthochdruck, Lungenentzündung, Nierensteine, Fettleber, Bronchitis, Schwindel, Migräne, Arthritis, Diabetes, Verdauungsstörungen und noch vieles mehr, was er da sehen, fühlen, ertasten und sodann diagnostizieren kann.

Ich habe da im Lauf all meiner Behandlungen tatsächlich die erstaunlichsten Erfahrungen gemacht. Mir wurden Krankheiten aus ferner Vergangenheit auf den Kopf zugesagt, die ich selbst längst vergessen hatte. Das veranlasste mich, einmal einen kompletten »Leidens-Kalender« meines ganzen Lebens zusammenzustellen, der, wie ich erschreckt feststellte, gut für eine halbe Kompanie reichen könnte. Aber nun bin ich auch an Bakterien, Viren, Unfälle und Verwundungen in aller Welt geraten, als hätte ich so etwas immer magisch angezogen.

Die indischen Ärzte erklärten mir, dass in der klassischen altindischen Sanskrit-Sprache *Ayur* Leben und *Veda* Wissen bedeutet und Ayurveda, das Wissen vom Leben, mit einer Tradition von mehreren Jahrtausenden die älteste Heilkunde der Welt, somit Mutter aller Medizinen sei. Sie baut, wie die ältesten ayurvedischen Texte vermitteln, auf drei Säulen: ausgeglichene Ernährung und guter Schlaf, geistige Hygiene und gesundes Sexualleben – ja das auch, vielleicht könnte die katholische Kirche hier noch etwas dazulernen.

Ayurvedische Medizin ist vom Prinzip her nicht auf Bekämpfung spezifischer Einzelstörungen ausgerichtet. Sie ist vielmehr das totale Gegenteil moderner Apparatemedizin, die jedes Symptom getrennt diagnostiziert und behandelt. Der Ayurveda-Arzt hat immer den gesamten Menschen vor sich, nicht seine gerade akuten Leiden. Körper, Geist und Seele gelten als untrennbare Einheit, deren kombinierte Selbstheilungskräfte im Patienten aktiviert werden müssen. Jeder Mensch wird strikt individuell behandelt. Zwei gleiche Patienten mit gleicher Therapie gibt es nicht, auch wenn sie die gleichen Symptome zeigen.

Die Menschen bestehen für den Ayurveda-Arzt aus den fünf Bausteinen des Universums, da für ihn Natur, Universum und Mensch eins sind: Erde, Wasser, Feuer, Luft und Raum (Äther). Es gibt drei Haupttypen des Menschen, *Doshas* genannt, die schon von der Zeugung an das künftige Leben mitbestimmen: *Vata*, *Pitta* und *Kapha*. Geraten diese Doshas in einem Individuum in großes Ungleichgewicht, kommt es zu Störungen, die zu Krankheiten, letztlich zum Tod führen können. Sie sollen durch Behandlung soweit wie möglich wieder ausgeglichen werden, um das Immunsystem und somit die Selbstheilungskräfte zu aktivieren, allein darauf kommt es an. Hört sich einfach an, ist aber in der Praxis doch viel komplizierter.

Die ayurvedische Definition von Gesundheit schien der Weltgesundheitsorganisation WHO immerhin so überzeugend, dass sie diese 1987 übernahm: »Gesundheit ist nicht nur die Abwesenheit von Krankheit, sondern ein Zustand vollkommenen körperlichen, psychischen und sozialen Wohlbefindens.«

»Ayurveda ist keine fossile Folkloremedizin, sondern ein relevantes, dynamisches, fortschrittliches System, das sehr wohl auch die Bedürfnisse westlicher Patienten erfüllen kann«, urteilt ein indischer Wissenschaftler, der das zunehmende Abgleiten der Heilslehre in die weite Welt des Wellness-Booms bedauert. Gar als »desaströs« geißelt Dr. Madhavankutty von Arya Vaidya Sala im keralischen Kottakal, der führenden Ayurveda-Einrichtung in Indien, die jährlich etwa eine Million Patienten betreut, den zunehmenden »Missbrauch« seiner Medizin.

Dies ist sicher gerechtfertigt angesichts tausender kaum oder gar nicht ausgebildeter Strandmasseure an den Küsten Indiens und Sri Lankas, deren Opfer wähnen, sie hätten eine »ayurvedische Behandlung« erfahren. Oder eines Luxushotels in den Bergen Sri Lankas, das Gästen eine »ayurvedische« Massage anbietet, bei der dann ein kleiner Junge den Körper mit drei Fingern streichelt, sicher nicht unangenehm, bestimmt aber völlig wirkungslos. Und erst recht bedenklich angesichts tausender pseudoayurvedischer Pfuscher überall in der Welt, die an diesem nahrhaften Kuchen mitnaschen wollen.

Während der Kolonialzeit war Ayurveda auf dem indischen Subkontinent verpönt, die akademische Ausbildung von Ayurveda-Ärzten verboten. Die Europäer wollten in den von ihnen beherrschten Gebieten mit ihrer eigenen Schulmedizin und den chemischen Produkten ihrer Pharmaindustrie Kasse machen, auch ihre Überlegenheit demonstrieren. Ayurveda wurde als primitive Eingeborenen-Quacksalberei abgetan. Die Kolonialherren fanden damit auch bei der gehobenen Schicht der Kolonisierten Anklang. So wetteiferten Nabobs und Maharadschas um den berühmtesten weißen Doktor in ihren Diensten.

Die aber betrogen ihre schwerreichen Patienten oft schamlos. Da nach indischer Medizin auch Mineralien und Edelsteinen heilsame Wirkungen zugeschrieben werden, nutzten manche skrupellose europäische Weißkittel diesen Aspekt der gerade verpönten »Hexerei« für ihre Zwecke. Sie versprachen zum Beispiel Impotenz, die etliche der Herrscher mit Harems von bis zu sechshundert Frauen und Konkubinen befiel, durch mit Wunderessenzen versetztem Diamantenpulver zu heilen. Dann zerrieben sie Glasscherben, servierten die dem Radscha in einem süßen Trank und sackten die Edelsteine ein, die ihnen aus der fürstlichen Schatzkammer für die Kur überlassen worden waren. So brachte es der französische Arzt eines nordindischen Adeligen, die Namen sind überliefert, Anfang des letzten Jahrhunderts zum Millionär.

Die Heilkunde der Ahnen überlebte aber auch die koloniale Epoche. Ihre Lehren und Rezepte wurden von Generation zu Generation weitergegeben, auf den Dörfern, die sich ohnehin keine Schulmedizin leisten konnten, in Klöstern, Stammesgesellschaften, unzähligen Vaidya-(Heiler-)Sippen, auch an der Hindu-Universität in Benares. Oft sogar an Fürstenhöfen, die noch an der Tradition festhielten und in ihrem Herrschaftsgebiet Ayurveda weiterhin förderten. Dort wurden dann freilich schon mal Vaidyas, deren Behandlung nicht zum erwünschten Ergebnis führte oder die ihre Patienten täuschten, als Kurpfuscher öffentlich gehängt. Andere Maharadschas verlangten von Vaidyas die öffentliche Heilung von sechshundert Kranken, bevor sie die Zulassung erhielten. Oder die Ärzte wurden erst nach einem Heilerfolg bezahlt.

Vieles an altayurvedischem Wissen, mit dem sich vor allem in der zweiten Hälfte des 18. Jahrhunderts auch ausländische Gelehrte befassten, hat sich in dieser Zeit verselbstständigt. Auf dem indischen Subkontinent gibt es über viertausendsechshundert verschiedene ethnische Gemeinschaften mit eigenen Traditionen, zum Teil unterschiedlichen Sprachen oder Dialekten. Die vererbten ihr Wissen um Krankheiten und Heilmittel mündlich von Generation zu Generation, reicherten es mit eigenen Erfahrungen an, wobei sie vor allem Pflanzen aus ihrer unmittelbaren Umwelt erprobten und nutzten. So entstand die wohl umfangreichste natürliche Heilmittelkultur der Welt. Von über achttausend registrierten Heilpflanzen nutzt Ayurveda regelmäßig etwa achtzehnhundert, fast viertausendsiebenhundert weitere gelten als Volksmedizin. Der Rest verteilt sich auf Homöopathie, die in Indien ebenfalls sehr populär wurde, sowie andere Naturmedizinen wie Siddha, Unani und Tibetische Heilkunde.

Heutzutage steht Ayurveda, weltweit verbreitet, im Vordergrund.

Es gibt in Indien und Sri Lanka wieder weit über tausend ayurvedische Gesellschaften, Colleges, Universitäten, Kliniken und Heilmittelhersteller, die, soweit gesetzlich möglich, ihre Produkte in alle Welt exportieren. Mit größtem Erfolg übrigens in die arabischen Golfstaaten, wo Ayurveda dank der Millionen Gastarbeiter vom Subkontinent floriert.

Das Studium eines Ayurveda-Arztes dauert mindestens fünfeinhalb Jahre plus ein Praktikumsjahr. Zuweilen wird es auch mit einer schulmedizinischen Ausbildung kombiniert, da vielen ein Zusammenwirken beider Systeme in unserer Welt als optimale Lösung erscheint – und die ärztliche Zulassung im Ausland ermöglicht. In Indien allein werden jedes Jahr etwa zwölftausend neue Ayurveda-Ärzte ausgebildet. Sie alle müssen als Grundlage für ihr Studium die klassische Schriftsprache Sanskrit lernen, die den Hindus als »göttliches« Idiom gilt.

Auch die Ausbildung von Therapeuten und Masseuren ist staatlich reglementiert. Fast 1,4 Millionen Vaidyas, Volksheiler, meist direkte Nachkommen einer langen Reihe von Vaidyas, praktizieren vor allem auf dem Dorf. Dazu kommen noch siebenhunderttausend Hebammen mit naturmedizinischen Kenntnissen. Bezahlt werden sie teils vom Staat oder den Kommunen, oft aber auch in Naturalien, einem Huhn, Sari oder Sack Reis.

Ayurvedische Heilmethoden breiten sich seit den neunziger Jahren des letzten Jahrhunderts immer schneller aus, nach Japan, Amerika und Europa. Dort bieten schon hunderte Hotels, Resorts, aber auch einige Ärzte und Kliniken ayurvedische Therapien an, freilich oft zu horrenden Preisen und unter falscher Flagge, so wie an den Stränden in den Ursprungsländern. Da kneten dann Allerweltsmasseure beim Friseur oder auch blutige Laien nach einem Schnellkurs, der nur ein paar Wochen dauert, angeblich ayurvedisch, werden Tees, Kräutermischungen und Salben verabreicht, die keiner Kontrolle unterliegen. »Fünfundneunzig Prozent dieses Wellness-Schnickschnacks unter dem missbrauchten Begriff Ayurveda sind hierzulande Schrott«, ärgert sich ein indischer Arzt, der in Deutschland arbeitet, aber keine Chance auf amtliche Zulassung hat.

In Ungarn etwa, einem EU-Mitglied, sind dagegen schon über fünfzig Ayurveda-Ärzte zugelassen, dürfen sechzig ayurvedische Heilmittel in Apotheken verkauft werden. Ein halbes Dutzend Länder – Indien, wo etwa achtzig Prozent der Bevölkerung ayurvedisch behandelt werden, Sri Lanka, Nepal, Malaysia, Südafrika und die Malediven – haben Ayurveda als vollwertige Medizin anerkannt.

Am besten wirkt eine Ayurveda-Kur wohl auch immer noch dort, wo sie erfunden wurde und nach traditioneller Lehre praktiziert wird. In professionellen indischen Kliniken, die es überall zwischen dem Himalaja, Goa, Bangalore und den Kokospalmenhainen Keralas gibt. Oder auf Sri Lanka, wo Ayurveda auch schon auf eine zweieinhalb Jahrtausende währende Tradition zurückblicken kann und die Kuren nicht ganz so asketisch gehandhabt werden. Dank der langjährigen Tourismus-Erfahrung auf der Tropeninsel ist Unterbringung und Service meist angenehmer. Vom medizinischen Standpunkt her sind die Kliniken und staatlich kontrollierte Resorts – in Colombo gibt es sogar einen Ayurveda-Minister –

vielen indischen Institutionen gleichzusetzen. Die verheerenden Folgen des Tsunami im Dezember 2004 haben allerdings sowohl der Tourismus-Industrie wie auch der Ayurveda-Sparte einen schlimmen Schlag versetzt, von dem sich die Insel noch lange nicht erholt hat.

Ayurveda-Wochen in Asien wurden oft nicht nur spür-, sondern auch deutlich sichtbar. Eine Begleiterin, die nach wonnigen ersten Kuren in Indien zurückkam und es seither immer wieder macht, wurde wegen ihres sehr zum Vorteil veränderten, tatsächlich verjüngten Aussehens von den Kolleginnen bestürmt: »Wir wissen nicht, wo du gewesen bist, aber genau da wollen wir auch hin.«

Und der Autor, der nach seiner wenn möglich jährlichen Ayurveda-Auffrischung traditionell zum Skiurlaub in die Alpen fährt, da mit über siebzig Jahren auch noch für allerlei Pisten-Abenteuer, etwa der »Sella Ronda«, einer Umrundung des Sella-Gebirgsstocks in den Dolomiten, fit ist, verblüfft zuweilen Neugierige, die nach Art und Ort seiner Skigymnastik forschen, mit der Auskunft: »In Indien. Mit Enema.«

Der Sugarkiller

»Diabetes? Kein Problem!«
Aussage einer indischen Ayurveda-Ärztin

Ende 1993 war ich beruflich in Wien und schaute eines Morgens in den Rasierspiegel, der das Gesicht mehrfach vergrößerte. Da waren im Weiß beider Augäpfel plötzlich seltsame Knubbel. Ich werde doch nicht erblinden, schoss es mir durch den Kopf. Zurück in Hamburg ging ich sofort zur Augenärztin. Die beruhigte, das seien Talgablagerungen, so etwas komme vor, habe aber keinen Einfluss auf das Sehvermögen. Es könne auch wieder vergehen. Auf die Frage, ob das etwas mit zu viel Blutzucker zu tun haben könnte, mochte sie nicht weiter eingehen.

Die Ablagerungen verschwanden nicht, wurden eher noch größer. Ich hatte ein ungutes Gefühl, kam mir dazu noch insgesamt schlapp vor und nahm ab, was bei meiner üppigen Lebensweise eher unüblich war. Nach den Weihnachts- und Neujahrsfeiertagen mit den üblichen Fress- und Trinkorgien ging es mir immer elender. Ich hatte ständig Durst, musste mehrmals in der Nacht zum Pinkeln raus – und der Urin schien irgendwie süßlich zu riechen. Also zum Arzt. Der nahm eine Blutprobe, analysierte sie und stellte eine alarmierende Diagnose: Diabetes mellitus Typ II, also Altersdiabetes mit gefährlich hohen Blutzuckerwerten von über 300. Die stiegen nach Mahlzeiten weiter an, bis fast 500 – normal sind Werte zwischen 70 und 140.

Also: »Kogelfranz, Sie sind akut zuckerkrank. Da müssen wir sofort etwas tun.«

Ab in eine Diabetesklinik zum »Einstellen« des Zuckers. Dort Fragen nach der Lebensweise, Ess- und Trinkgewohnheiten, ob früher schon mal zuckerauffällig. Nun hatten Internisten schon vor Jahren immer wieder mal erhöhte Werte zwischen 120 und fast 200 festgestellt, aber keine weiteren Folgerungen daraus gezogen. »Ein bisschen hoch der Zuckerspiegel, essen Sie nichts Süßes oder zu viel Kohlehydrate, nehmen Sie ab.«

Bei zwanzig Kilo Übergewicht ein sicher ernst zu nehmender Rat, den ich aber leider nicht befolgt hatte. Nunmehr strikte Diät, aber pronto. Kein Zucker, kein Fett, wenig Kohlehydrate. Laborversuche, bei denen nach einem Liter eklig-süßlichen Tranks der Zuckerspiegel auf annähernd 900 hochgetrieben wurde, um zu prüfen, in welcher Zeit er sich wieder annähernd stabilisieren würde – was dann nach etwa einer Stunde bei knapp 200 eintrat.

Tausend-Kalorien-Diät, viel Bewegung und Kochkurse zusammen mit anderen Patienten, wo dann mal eine Achtzehnjährige ohnmächtig umfiel. Das schockierte, wie auch der Anblick halbblinder oder beinamputierter Patienten im Rollstuhl. Alles Spätfolgen von Diabetes. Wurde, kam mir in den Sinn, nicht auch das sozialdemokratische Urgestein Herbert Wehner gegen Ende seines Lebens zuckerbedingt gar von aggressiver Demenz befallen? Welch horrende Aussichten!

Nach zwei Wochen und bald zehn Kilo weniger Gewicht waren die Zuckerwerte wieder normal. Dennoch wurde ich nur entlassen mit einem Diabetikerausweis, der dem Unfallpass beigelegt wurde, und der Ermahnung, bei der Diät zu bleiben und mich umgehend bei meinem Arzt zu melden. Die künftige Lebensplanung: Zuckerkontrolle mindestens vierteljährlich, bei akuten

Zuckerschüben erst einmal Medikamente, schließlich in den nächsten Jahren mit großer Wahrscheinlichkeit die Notwendigkeit von regelmäßigen Insulin-Injektionen. »Falls Sie noch so lange leben«, woran es für die Ärzte offenbar damals, fast zwölf Jahre ist es her, einige Zweifel zu geben schien.

Das war's, aber ich weigerte mich, es zu akzeptieren, was ich den Doktoren lieber nicht anvertraute. Vor der Aussicht, fürderhin als Insulin-Junkie mit dem Spritzenköfferchen um die Welt zu fliegen, graute mir. Aber weiterleben wollte ich auch.

War da nicht noch etwas? Bei mehreren Dutzend Indienreisen mit Aufenthalten bis zu sieben Wochen seit dem Beginn der sechziger Jahre war mir da und dort schon der Begriff Ayurveda begegnet, ohne dass ich mich näher dafür interessiert hätte. Irgendwie schien mir das mit Sekten und Gurus zusammenzuhängen, für die ich keinerlei Faible hatte.

Schon Anfang der Siebziger hatte mir ein Dorfheiler in Kovalam an der Kerala-Küste, das damals noch nicht einmal ein Hippie-Refugium war und heute ein brodelnder Strandbetrieb mit fröhlich überwinternden Rentnern und Dutzenden Ayurveda-Zentren ist, eine angeblich ayurvedische Massage mit Öl und Kräutern appliziert. Die fand ich wohltuend. Als aber meine Freundin nach der Behandlung auf einer Strandmatte mit Pickeln am ganzen Körper aufwachte und mich dafür verfluchte, ließen wir davon ab. Die Pickel verschwanden übrigens nach zwei Tagen ohne weitere Folgen.

In Orissa an Indiens Ostküste erbot sich Jahre später ein alter Fischer, mich »ayurvedisch« zu massieren. Er griff mir dabei ans Gemächt, was mir wenig ayurvedisch schien und das Vergnügen gründlich verdarb. Einiges hatte ich in der Zwischenzeit doch darüber gelesen, und das gehörte mit Sicherheit nicht dazu. Ich wollte noch ätzen, diesen Teil der Massage sollte er, wenn denn nötig, seiner Tochter überlassen, aber mangels Sprachkenntnissen auf beiden Seiten blieb der Macho-Disput aus und die »Behandlung« endete abrupt.

Zwischendurch lebte ich als Korrespondent in Moskau und setzte auch von dort aus meine regelmäßigen Indientouren fort, zumal die Flüge mit der Aeroflot (Spitzname Aeroschrott) supergünstig waren. Und da bestürmten mich russische Freunde, unbedingt möglichst viel von einem indischen Medikament namens »Liv 52« mitzubringen. Das kuriere jede Säuferleber, selbst Leonid Breschnew (der damals noch unumschränkter Herrscher des Sowjetreiches war) nähme es regelmäßig ein. Ihm scheint die ayurvedische Kräutermixtur nicht so richtig geholfen zu haben. Aber vielleicht kamen die Pillen, die bei der raschen Erneuerung von Leberzellen helfen sollten, bloß nicht gegen das Zellvernichtungspotenzial jener Wodkamengen an, die Breschnew, *nasdarowje*, täglich schluckte. Daran war auch schon die Bioenergie-Wunderheilerin Dschuna Dawitaschwili gescheitert, die später den ersten gewählten Präsidenten Russlands, Boris Jelzin, in gleicher Sache offenkundig etwas erfolgreicher behandelte und von ihm dafür zur Generaloberstin samt Galauniform und Orden befördert wurde.

Wegen der Prominenz ihrer Klientel schaffte sie es sogar einmal auf einen »Spiegel«-Titel, nachdem auch Rudolf Augstein von einem Besuch bei ihr beeindruckt wiederkehrte. Mich selbst befreite sie unter anderem von einem schmerzhaften Rückenleiden nach einer Wintersportverletzung. Aber das hat nun nichts mehr mit Ayurveda zu tun, allenfalls mit einem gewissen Hang zur

Naturmedizin aus lebenslanger Erfahrung. Womöglich schafft es Ayurveda ja auch bald mal auf einen Magazin-Titel.

Die Leber-Pille ist jedenfalls bis heute eines der gefragtesten Importprodukte der Russen aus Indien. So war Liv 52, ein Produkt der Himalaya Drug Company (heute als »Himalaya Herbal Health Care« größter Hersteller von ayurvedischen Heilmitteln), das erste Ayurveda-Medikament, mit dem ich in Berührung kam und das ich fortan auch zum Eigengebrauch mitbrachte. War mir doch schon vor vielen Jahren nach einer Hepatitis (Alkohol spielte dabei wohl auch eine Rolle) eine Fettleber diagnostiziert worden, welche die Lebensversicherung prompt zu einem Risikozuschlag veranlasste. Aber die indischen Pillen scheinen mir, ohne allzu viel Abstinenz, immerhin so geholfen zu haben, dass die Versicherung den Zuschlag nach einer neuen Untersuchung wieder aufhob.

Ganz ohne Probleme blieb aber auch die neue Sucht nach Liv 52 nicht. Misstrauische Zollbeamte hielten die braune Tablette in jenen Hasch-Jahren schon mal für gepresstes Rauschgift, womöglich Rohopium, und ließen mich erst nach glaubhaften Protesten und strenger Prüfung mit meinem Leber-Tonikum ins Land.

All das ging mir nach der bedrohlichen Zucker-Diagnose durch den Kopf. Möglicherweise hätten ja indische Heilkundige irgendein Mittel gegen meine Diabetes. Der Anruf bei einem langjährigen Freund in Delhi brachte eine vielversprechende Antwort: Er hatte eine der angesehensten Ayurveda-Ärztinnen der Hauptstadt konsultiert, die nebst heimischer Hautevolee (etwa Arundhati Roy, Autorin des Bestsellers »Gott der kleinen Dinge«) auch Politiker und Diplomaten behandelte. Die ebenso selbstsichere wie für mich hoffnungsfrohe Botschaft der Frau Doktor, wie sie mir prompt übermittelt wurde: »No problem. Come!«

Ich kam und fand mich trotz langjähriger Indien-Erfahrungen in einer überraschend gegensätzlichen Welt wieder. Die Klinik – in der nun die eingangs schon kurz geschilderten Kurerlebnisse abliefen –, das waren zwei verbundene Wohnungen in einem Block am Südrand der wild wuchernden Metropole mit ihren fünfzehn Millionen Einwohnern. Nur durch einen kleinen Park von einer lärmenden, stinkenden Straße getrennt, auf der Tag und Nacht der übliche chaotische indische Verkehr tobte: pausenlos hupende Lastwagen (die unnötige Aufforderung »Horn please« auf der Rückwand), Busse, Fahrrad-Rikschas, heilige Kühe, Taxis, überladene PKW oder Motorroller mit einer fünfköpfigen Familie auf und um den Sattel, Bettler und halbnackte Sadhus (Heilige), streunende Hunde, Büffelkarren, auch mal ein Kamel oder Elefant.

Die Häuser waren dreistöckig, im Park davor befand sich ein mit behauenen Steinen gepflasterter erhöhter Rundkurs von vielleicht sechshundert Metern, auf dem auch bei Monsun-Platzregen die Mittelklasse-Inder des Neubauviertels ihrem Drang zum täglichen Gesundheitsmarsch nachgehen konnten, ohne im Matsch zu versinken: frühmorgens die Männer flott, zuweilen mit ihren Frauen, am Spätnachmittag meist die Männer unter sich, gemächlicheren Schritts und ungeduldig zur untergehenden Sonne blinzelnd. Noch bevor deren letzte Strahlen über den Häuserzeilen im Westen verschwanden, eilten sie hochgeschürzt nach Hause. Dort wartete der heißgeliebte »Sundowner« auf sie, ein Glas heimischen Whiskys, das nach traditionellem Kolonialherren-

Brauch, der nach der Befreiung bruchlos übernommen wurde wie vieles andere typisch Englische auch, nicht vor Sonnenuntergang genossen werden sollte.

Auf diesem steinigen Steg sollte ich in den nächsten Wochen auch viele Kilometer strammen Schritts zurücklegen, wenn ich es nicht vorzog, durch den mit der Rikscha binnen einer Viertelstunde erreichbaren prächtigen Park des Qutb Minar zu wandeln.

Dort stehen die Ruinen der ersten Moslemherrscher in Indien aus dem 12. Jahrhundert, überragt von einem dreiundsiebzig Meter hohen Siegesturm. Auch ein Weltwunder findet man da noch, die über zweitausend Jahre alte Ashoka-Säule aus Eisen, die, kein Wissenschaftler hat bisher herausgefunden warum, niemals rostet. Die alten Inder hatten offenbar nicht nur im Umgang mit Menschen ein besonderes Händchen, sondern auch mit Materialien. Wer die Säule, rücklings an sie gepresst, mit den Händen umfassen kann, dem wird der Legende nach ein Wunsch erfüllt.

Ich habe es nie geschafft. Aber mein damals drängendster Wunsch wurde dennoch erhört: von Frau Doktor Sudha Ashokan, Ayurveda-Ärztin aus einer Heilerfamilie, die seit Generationen in Kerala erfolgreich das »ultimative Konzept guter Gesundheit«, so ihre Werbung, praktizierte.

Sie war eine kleine, rundliche Frau mit wachen Augen, dem prächtigen dichten schwarzen Haar aller Inderinnen, fester Stimme und sehr energisch. Ich hatte ihr ein Labor-Blutbild mitgebracht, das sie kurz studierte, dann maß sie mich von oben bis unten und stellte fest: »Ihr Problem ist vor allem Fett, nicht der Zucker. Aber das kriegen wir auch hin. Ruhen Sie sich heute noch aus, morgen beginnen wir mit der Behandlung.«

Von dieser erhielt ich buchstäblich einen Vorgeschmack beim Abendessen, das aus einer Schale Gemüse mit etwas Reis und einem halben Liter Kräutertee bestand. Am anderen Morgen fiel ich fast aus dem Bett, als mich kurz vor sechs infernalisches Getöse weckte – donnernde Marschmusik mit gebrüllten militärischen Kommandos, so als ob eine feindliche Armee im Anmarsch wäre. Sollte das ayurvedisch sein, dann danke! Es war aber nur ein Jux-Wecker, mit dem mich die Hausboys aus dem Bett scheuchten. Als ich meinte, damit würde ich wohl kaum geheilt, eher vor Schreck von jähem Tod ereilt, entschuldigten sie sich, baten mich, der Chefin nichts davon zu erzählen. Sie hätten sich doch nur einen kleinen Joke erlauben wollen, da ich gerade der einzige Patient war.

Dann Early-Morning-Tea (aus Heilkräutern) und raus auf den Rundkurs. Eine Stunde, bis zu fünf Kilometer sollte man dabei schaffen, wurde einem auf den Weg mitgegeben. Ganz so viel wurde es die ersten Male nicht. Es folgten bitter-ölige Medikamente, nicht leicht zu schlucken, wässrige Haferflocken-Pampe, ein Apfel, das war als Frühstück gedacht – aber dann:

Endlich die lang ersehnte Massage. Im Behandlungszimmer brannte eine Öllampe unter einem Götterbild, der Duft von Räucherstäbchen erfüllte den Raum, in dem sich vier junge Männer aufhielten. Einer goss warmes Öl, Sesam, meine ich, auf einen Teaktisch mit etwa fünf Zentimeter hohen Seitenkanten, ein anderer wärmte Öl nach. Die beiden Masseure halfen beim Anlegen eines leinenen Wickels im Schritt, der täglich erneuert wurde, und brachten mich in die richtige Rückenlage. Als ich dann in etwa drei Litern speziell auf mich abgestimmtem Öl mit Kräuteressenzen lag, begannen die beiden mit einer Synchronmassage. Das heißt, jeder bearbeitete mit beiden Händen eine Körperseite in völligem Gleichklang mit dem anderen, sie konzentrierten sich jeweils zu gleicher Zeit auf bestimmte Zonen, die entweder kräftiger oder sanfter behandelt wurden als die üblichen Muskelstränge.

Das alles geschah in völliger Stille. Im Gegensatz zum Straßenlärm draußen war dies eine Oase der Ruhe, fast wie in einem Tempel. Die Ruhe wurde nur leicht unterbrochen vom Tun der beiden anderen, die mit Baumwolltüchern Öl aufsaugten, die Tücher auswrangen, das Öl bis auf etwas mehr als Körpertemperatur neu erwärmten und dann wieder dazuschütteten. Die Synchronmassage, erfuhr ich später, verfolgte den Zweck, den ganzen Körper gleichzeitig zu stimulieren.

Das tat so wohl, dass ich dabei eindämmerte, mich mit geschlossenen Augen der Prozedur hingab – bis zum unerwarteten Enema, dem Einlauf, wie geschildert. Inzwischen war die Ärztin mehrmals ins Zimmer gekommen, hatte nach meinem Befinden gefragt, kontrolliert, ob alles seine Ordnung hatte, einige Anweisungen gegeben und angekündigt, dass bald die Yoga-Lehrerin erscheinen würde.

Das erwies sich als störender Konstruktionsfehler, gegen den jedoch nichts zu machen war. Dr. Sudha praktizierte damals mit ihrem »Ayurveda Kendra« an drei verschiedenen Orten in der Riesenstadt: in einer Ambulanz hauptsächlich für ihre heimische Klientel, die sie in Notfällen auch gratis behandelte, daneben in der Klinik im Wohnblock mit fünf Gästezimmern, zwei Behandlungsräumen, Küche und einer Terrasse im oberen Stock und schließlich noch in einem Luxushotel vornehmlich für ausländische Eintagspatienten. So musste sie sowohl ihre Therapeuten-Teams im hauptstädtischen Verkehrschaos hin und her schicken als auch die Yoga-Lehrerin zu verschiedenen Terminen bestellen. Die arbeitete im Yoga-Institut einer weltweit verbreiteten Sekte und war daher auch nur zu bestimmten Zeiten verfügbar.

Für mich bedeutete das eine Stunde Yoga unmittelbar nach einer mindest eineinhalbstündigen Behandlung samt Einlauf und dem, was danach zu passieren pflegt. So kam es schon mal vor, dass ich mitten in einer Yoga-Übung aufsprang und aufs Klo hetzte, weil noch nicht alles abgegangen war, was raus sollte.

Abgesehen davon war Yoga ein Erlebnis. Die Lehrerin, ein englisches Mädchen um die zwanzig, die sich indischer Lebensart mit strikt vegetarischer Ernährung, allerdings einem Hang zu Schokolade, verschrieben hatte, war perfekt. In ihren eigenen Übungen, die sie vormachte, aber auch in dem, was sie verlangte.

»Ich habe auch schon Achtzigjährige zum Kopfstand gebracht«, sagte sie, wenn man sich bei einer Figur zu verkrampft anstellte. Bei mir kam es wegen einer Halswirbelverletzung nicht ganz so weit, was sie auch akzeptierte. Aber sonst wurden die Positionen, Atemübungen (überaus wichtig, da der Atem aus ayurvedischer Sicht die Verbindung zwischen Körper und Geist ist) und all die üblichen Verbiegungen schnell besser. Der schönste Augenblick war die Ruhelage am Ende, die autogenem Training gleichkam und angesichts des fast hypnotischen Singsangs der Lehrerin (»relax your eyes... your fingers... your tighs...«) regelmäßig zum Einschlafen führte.

Meinen indischen Freund, der wie so viele seiner Landsleute eine Schwäche für weiße Frauen hatte, erregte ein anderer Aspekt der Fitness-Übung. Er fotografierte mich mal in einer Yoga-Stellung, ich glaube, es war der »Baum«, und berichtete danach seinen Kumpeln im Presseclub verschwörerisch: »Siegi does Yoga with a beautiful english girl. And they close the door!« Irgendwie sind mir derlei Gedanken dabei kaum gekommen. Ich war wohl zu ernst bei der Sache. Aber mein Freund S.P., der seinen Sundowner unter keinen Umständen missen mochte, misstraute wie viele andere Mittelklasse-Inder dem ganzen Ayurveda-Kram, obwohl er mich dahin gebracht hatte. Er hielt das alles für eine Art freiwilligen Knast, »Lager« nannte er es. Ein paar Jahre später starb er, vierundsechzigjährig, nach einer Fehldiagnose im Krankenhaus. Ob das »Lager« nicht doch besser für ihn gewesen wäre?

Ich gewöhnte mich von Tag zu Tag mehr daran. Spaziergänge verlegte ich nun meist in die Umgebung, denn hinter den eingezäunten Wohnblöcken fing gleich indisches Dorfleben der althergebrachten Art an. Enge ungepflasterte Straßen mit allerlei Unrat, Handwerker in oder vor offenen Hütten, Schmiede, Schneider, Töpfer, Tischler, Wahrsager, Barbiere, Händler mit Obst und Gemüse, Fleisch oder Videokassetten. Die Frauen formten mit ihren Händen Kuhdung zu tellergroßen runden Scheiben, die sie dann zum Trocknen an die Wände ihrer Lehmhäuser klatschten, um sie später als Brennmaterial zum Kochen zu verwenden. Halbnackte Kinder liefen lachend und kreischend hinter dem ungewohnten Fremdling her, um »pen, pen« bettelnd – ewiges Indien ohne Übergang an den Grenzen der Großstadt.

Dr. Sudha mochte meine Ausflüge nicht, sie fürchtete wohl um die Sicherheit des Ausländers, er könne ja überfallen werden. Hatte doch die Behörde sie vorübergehend schon genötigt, einen uniformierten Wachmann vor die Tür ihrer zwei Behandlungsappartements zu setzen, um die Ausländer, die da kurten, vor Unbill zu schützen. Ich erzählte ihr, dass ich mich in schon ganz anderen Ecken ihres Landes herumgetrieben hatte, zu Kriegszeiten, auch als Mord und Totschlag zwischen den Religionsgemeinschaften gewütet hatten, etwa nach dem Attentat ihrer eigenen Sikh-Leibwächter auf die Regierungschefin Indira Gandhi 1984, als rachedurstige Hindus tausende Sikhs massakrierten.

So kamen wir immer mehr in vertrauliche Gespräche auch über Ayurveda, und was die Heilkunde alles bewirken kann. Sie war erst vorsichtig, wollte wohl auch nicht alle ihre Geheimnisse preisgeben. Indische Patienten fragen gemeinhin nicht nach Details der Behandlung oder Hintergründen ayurvedischen Wissens. Das ist allein Sache des Doktors. Sie wollen nur von ihren Gebrechen befreit werden. Dem wissensdurstigen Fremden erzählte sie dann doch einiges sozusagen aus ihrem Nähkästchen.

Ziemlich überzeugt gab sie sich, dass ich künftig kein Diabetiker mehr sein würde. Die Medizin, die ich neben allerlei anderen Mitteln zweimal täglich zu mir nehmen musste, war ein gelbbraunes Pulver in warmem Wasser zu einem Brei verrührt, der scheußlich bitter schmeckte. Dies sei das älteste Heilmittel der indischen Medizin gegen Zucker und werde mit so gut wie jedem Typ-II-Diabetes zumindest in dessen Anfangsstadium fertig, erklärte sie. Ich sollte es nur nach dem Ende der Kur zur Sicherheit noch eine Zeit lang nehmen und für alle Fälle eine Pfund-Packung für eine spätere Zwei-Monats-Kur mitnehmen. Dann würde ich keine chemischen Präparate, vor allem kein Insulin brauchen. Auf der Packung für daheim war eine Pflanze abgebildet, die aussah wie eine Gurke, aber mit länglichen Noppen auf der Schale. Noch interessierte mich das nicht näher.

Die besten und erfreulichsten Heilerfolge habe sie mit chronisch Kranken erzielt, die als hoffnungslose Fälle aufgegeben worden waren, berichtete die Ärztin aus ihrer Erfahrung. So sei ein Siebzigjähriger nach schwerem Schlaganfall zu ihr gebracht worden, auf einer Trage, da er nicht mehr gehen konnte, und er konnte auch kaum noch sprechen. Er war teilweise gelähmt, körperlich und geistig behindert, hilflos. Nach einem Jahr, ja, so lange habe es insgesamt mit Unterbrechungen gedauert, sei er wieder gegangen, ohne Krücken, habe klar gesprochen, keinerlei Behinderung mehr. Und so lebe er noch heute.

Einen jungen Filmschauspieler, der dem Selbstmord nahe war, als er plötzlich von Psoriasis befallen wurde – mit Schuppenflechte vor der Kamera, das war unvorstellbar – habe sie ebenfalls geheilt. Auch das dauerte fast ein Jahr, meist ambulant, eine bestimmte Diät müsse er weiterhin einhalten. Aber nun sei er in »Bollywood«, der indischen Filmmetropole Bombay, heute Mumbai, wieder ein gefragter Star.

Was sie mit ihren Schilderungen solcher Gesundungsprozesse wohl vermitteln wollte, war, dass bei einer Ayurveda-Behandlung vor allem komplizierter Fälle, so wie bei anderen Naturheilverfahren ja auch, Geduld erforderlich ist. »Heilung im Tempo der Natur« lautet ein ayurvedisches Gebot. Eine Woche bringe allenfalls ein Wohlgefühl, mit zwei Wochen finge die Behandlung von Beschwerden an, erst vier Wochen könne sich eine Kur nennen, deren Wirkung dann ein ganzes Jahr lang spürbar sei, dozierte Dr. Sudha. Meine drei Wochen, mehr hatte ich nicht eingeplant, wolle sie durch besonders intensive Behandlung so nachhaltig machen wie sonst bei vier. Fit dafür sei ich ja. In der Tat steigerte sie die Zahl der Anwendungen bis auf ein halbes Dutzend täglich.

Sehr schön, interessant, aber würde das alles mich auch tatsächlich vom Zucker befreien? Noch hatte ich Zweifel. Das Allgemeinbefinden verbesserte sich jedenfalls sprunghaft. Täglich kamen neue Erfahrungen dazu. Der Stirnguss *Shirodhara,* bei dem warmes Öl in einem dünnen Strahl über die Stirn hin und her geleitet wird. *Nasya*, bei dem scharfe, kampferartige Tropfen in beide Nasenlöcher geträufelt und Nase wie Nebenhöhlen dann massiert werden.

Nasya, eine von insgesamt sechs Reinigungsschritten, soll gegen Nasen-, Nebenhöhlen- und Rachenleiden, auch bei Migräne, sonstigen Kopf-, Augen- und Ohrenleiden sowie bei Halswirbel- und Schulterbeschwerden helfen. Tatsächlich habe ich nach etlichen solchen Behandlungen über die Jahre keine Sinusitis (Nasennebenhöhlenentzündung) mehr, die mich vorher jeden Winter chronisch plagte.

Nach drei Wochen verließ ich die Klinik als neuer Mensch, zehn Kilo leichter, fit wie ein Turnschuh und bester Laune. Auch weil ich den Zweiflern ein Schnippchen geschlagen hatte. Ein Freund von S.P., ein prominenter indischer Doktor, der jahrelang Leibarzt des libyschen Diktators Gaddafi gewesen war (in dessen Kaserne ich mir übrigens eine Vireninfektion holte, die mich letztlich zu einer neuerlichen Ayurveda-Behandlung veranlasste), dieser Arzt also hatte gespöttelt, vielleicht würde ich nach solcher Kur zehn Lebensjahre dazugewinnen, aber ich würde sie ja nicht durchhalten. Nun hatte ich es durchgehalten, ohne Probleme, fühlte mich zehn Jahre jünger und war – vielleicht? – von einer chronischen Krankheit befreit, deren Spätfolgen hätten tödlich sein können.

Jedenfalls überstand ich nach diesem meinem ersten Ayurveda-Probelauf zwei unmittelbar darauf folgende Prüfungen klag- und folgenlos. Dr. Sudha, die aus Kerala stammte, liebte Seafood. Nun waren auch in Delhi prächtige Prawns, also Hummerkrabben, zu bekommen, die täglich frisch aus Bombay eingeflogen wurden. Doch außer einem Curry wusste Frau Doktor damit nicht allzu viel anzufangen. Also bereitete ich am Abend nach meiner Entlassung für sie und für jede Menge Freunde und Bekannte Gambas al Ajillo für sie zu, Hummerkrabben nach spanischem Rezept in Olivenöl mit viel Knoblauch und Chilischoten. Für die Inder, vor allem für die Frauen gehobenen Standes, die derlei Tätigkeiten prinzipiell niederkastigem Personal überlassen, war es schöner als Kino, den weißen Sahib mit Schürze in der Küche werkeln zu sehen.

Das Ergebnis überzeugte. Es wurde eine richtige Völlerei, keiner dachte an Diät, auch ich nicht nach den veganischen Wochen. Aber siehe da, mein solchem Festmahl entwöhnter Magen vertrug die geballte Ladung bestens.

Danach war ich eine Woche in der Wüstenprovinz Rajasthan mit ihren sagenumwobenen Festungsstädten wie Pushkar, Jaisalmer, Bikaner, Jodhpur und Jaipur, die allesamt wie farbenprächtige Kulissen aus einem orientalischen Märchenfilm wirken. Bald nach dem Start zerschlug ein Stein die Frontscheibe des Busses. Ersatz war unterwegs nicht aufzutreiben, und so fuhren wir (außer mir waren fast nur Inder an Bord) über tausend Kilometer ohne Windschutzscheibe durch die Wüste. Ich kriegte nicht einmal einen Schnupfen.

Was wurde aus dem Diabetes? Das ist der erstaunlichste und erfreulichste Teil meiner ersten Ayurveda-Erfahrung: Ich bin seither nicht mehr zuckerkrank. Im nun bereits zwölften Jahr nach der ersten bedrohlichen Diagnose. Trotz längst wieder ungehemmten Genusses aller Freuden des Lebens mit entsprechender Gewichtszunahme. Aber das kann und möchte ich nun natürlich keinesfalls weiterempfehlen. Eine entsprechende Diät zählt auch nach ayurvedischem Verständnis zur Behandlung von Diabetes, noch mehr, zu gesundem Leben überhaupt. Und ich blieb ja Ayurveda alljährlich treu.

Wie und warum ich von dem chronischen Leiden erlöst wurde, erschloss sich mir erst nach und nach im Lauf weiterer Ayurveda-Jahre. Und erst heute lässt es sich in unseren Breiten medizinisch-wissenschaftlich begründen. Das Geheimnis heißt: Momordica charantia.

Es ist eine in den Tropen weit verbreitete Gemüsefrucht aus der Familie der Kürbisgewächse, die in Indien auch Karela heißt, aber überall noch als Bittergourd, Bittergurke, Bittermelone, Bitterbirne oder auch Balsambirne bekannt ist. Sie sieht einer Gurke ähnlich, auch von der Farbe her, ihre Schale ist aber mit Noppen übersät. Roh schmeckt sie scheußlich bitter, ist aber in jedem Laden als Gemüse zu haben. Der Bittergeschmack wird durch reichlich Salz gemildert, in das sie vor dem Kochen eingelegt wird und das dann samt der dabei entzogenen Flüssigkeit entfernt wird.

In nahezu allen Ländern, in denen sie wächst, wird die Frucht in der Naturmedizin seit Urzeiten als Heilmittel angewendet. Gegen Verdauungs-, Leber- und Nierenfunktionsstörungen, Arthritis, Entzündungen, Hautleiden. Auch der Cholesterinspiegel im Blut wird damit reduziert.

Da sie sich mittlerweile nachweisbar auch bei Immunschwächen und Zellerneuerung bewährt hat, wird in der amerikanischen und chinesischen Aidsforschung zurzeit eine Anti-HIV-Wirkung getestet. HIV-Zellen, so ergaben erste Versuche, können sich bei Patienten, die mit Charantia behandelt wurden, nicht weiter verbreiten. Das Protein der Pflanze kann HIV-positive Zellen aufspüren und teilweise auch vernichten. Eine Anti-Tumor-Wirkung der Pflanze wird darüber hinaus derzeit in der Krebsforschung getestet.

Aber zu all dem kam es erst in den letzten Jahren. Dass die Bittermelone Diabetes heilt, gilt in der ayurvedischen Medizin seit Jahrtausenden als erwiesen. Im Volksmund von Indern und Ceylonesen hat das Gemüse seit urdenklichen Zeiten den Ruf eines »Sugarkillers«.

Das alles war mir unbekannt, als ich in Delhi die von der Ärztin angerührte Bittermedizin schluckte. Ich stellte nur fest, dass sie mir unzweifelhaft half und nahm sie, später schon in angenehmerer Pillenform, auch bei folgenden Kuren und auch zu Hause immer mal wieder ein, zuweilen noch mit anderen Rezepturen vermischt. Es wirkte. Der Diabetes kam bis heute nicht wieder. Deshalb brachte ich das Produkt fortan auch Freunden mit, bei denen es ebenso einschlug.

Natürlich fragten wir uns immer wieder, warum dieses bereits jahrtausendelang bekannte und erprobte Heilmittel, das noch dazu nur Pfennige kostet, angesichts von etwa acht Millionen Zuckerkranken in Deutschland und annähernd zweihundert Millionen in der ganzen Welt, Tendenz überall zunehmend, nicht längst auch bei uns eingesetzt wurde. Zumal die Folgen der Zuckerkrankheit jährlich allein in Deutschland Milliarden verschlingen.

Uns fiel nichts anderes ein, als dass Pharmakonzerne weltweit kein Interesse an solch einem Billigprodukt haben konnten. Das würde ihre risikolosen Milliardengewinne mit Insulin und chemischen zuckersenkenden Mitteln gefährden, die seit vielen Jahrzehnten den Markt beherrschen und bei denen keine teuren Forschungskosten oder langwierige Tests vor einer Zulassung mehr anfallen. Vermutlich entfallen aus dem gleichen Grund auf dem weltweit über dreihundert Milliarden Dollar umsetzenden Markt für Pharmazeutika bislang nicht einmal zehn Prozent auf Naturheilmittel aller Art.

Auf dem indischen Subkontinent erscheinen unterdessen längst weitere zuckerreduzierende Medikamente, wie etwa das aus acht pflanzlichen Zutaten bestehende »Ilogen Excel«, das über jede Apotheke und jeden Dorfkiosk, der auch Heilmittel führt, verkauft wird. Klinisch über mehr als zehn Jahre an über zehntausend Patienten getestet, erneuert und aktiviert das Mittel nachweisbar die insulinproduzierenden B-Zellen der Langerhans'schen Inseln in der Bauchspeicheldrüse, die durch eine Zuckererkrankung zerstört werden.

Auch wer bereits auf Insulin angewiesen ist, kann, so wird beteuert, mit diesem Medikament ebenso wie mit der Bitterbirne die Insulinbehandlung reduzieren und unter ärztlicher Beobachtung schließlich fallweise ganz absetzen. So empfehlen es die Hersteller und dies bestätigen auch schon Ärzte nach jahrelanger Erfahrung damit. Zudem wird dem Mittel zugeschrieben, dass es Nieren- und Leberfunktion stärkt.

Die Ingredienzien von Ilogen Excel zählen, wie sollte es anders sein, zu den mehreren hundert Gewürzen – wie etwa das Allheilmittel Kurkuma – und Kräutern, denen laut ayurvedischer Überlieferungen unter anderem eine blutzuckersenkende Wirkung zugeschrieben wird und aus denen auch in Sri Lanka schon ein wirksames, klinisch erprobtes natürliches Anti-Diabetes-Medikament entwickelt wurde. Etwa Coscinium fenestratum, eine Strauchpflanze, der ähnlich starke Heilkraft zugeschrieben wird wie Momordica charantia, der »Wunder-Balsambirne«.

So bezeichnet der deutsche Ernährungswissenschaftler Dr. Otfried D. Weise in seinem Buch »Momordica charantia« diese außergewöhnliche Frucht. In dem Buch beschreibt Dr. Weise die mannigfaltigen Wirkungen der Balsambirne, schreibt ihr unter anderem antivirale, blutreinigende, blutdrucksenkende, cholesterinmindernde, steinlösende, nagelpilzheilende, entzündungshemmende, das Immunsystem stärkende und eben die bekannte blutzuckersenkende Wirkung zu. Auch gegen Akne und Psoriasis werde die Pflanze erfolgreich eingesetzt. Neben den Indern verwendeten die Chinesen seit Jahrhunderten Charantia als Mittel gegen Diabetes.

In neuesten wissenschaftlichen Untersuchungen, so dokumentiert Weise es detailliert, wird die Wirkung der Bitterbirne direkt mit der des Hormons Insulin verglichen. Laut Weise wirke sie sogar, was bisher bei einem oralen Antizucker-Medikament für völlig unmöglich gehalten wird, bei Typ-I-Diabetes-Patienten, also angeborener Zuckerkrankheit. Ihr Saft habe in einer wissenschaftlichen Untersuchung bei 73 Prozent der getesteten Kranken die Werte positiv beeinflusst.

Der Wiener Arzt Dr. Michael Gindl, der das Vorwort zu Weises Buch schrieb, berichtet von einem Typ-II-Diabetes-Patienten, der nach vierwöchiger Einnahme eines Bitterbirnentees täglich zwei Einheiten Insulin einsparen konnte. Die österreichische Diabetes-Organisation empfiehlt den Tee für Zuckerkranke beider Typen. Sie hat bereits hunderte positiver Rückmeldungen, auch von Typ-I-Diabetes-Patienten, etwa: »Seit ich Charantia trinke, hat sich mein Insulinbedarf um ein Drittel verringert und mein Allgemeinbefinden sehr gebessert«.

Ein philippinischer Arzt berichtet, er habe eine achtzigjährige Frau, die seit vierzig Jahren an Typ-II-Diabetes litt, mit Charantia-Tee behandelt. Diese habe nach sechs Monaten Insulin, das sie seit so vielen Jahren spritzte, zur Gänze absetzen können.

In den USA sicherte sich eine Firma das Patent auf ein Mittel, das als einen von drei Bestandteilen Momordica charantia enthält. Zum Zorn der Inder, die ihre längst erprobten Medikamente der Wunderbirne dorthin nicht ausführen dürfen und denen die Amerikaner per piratenhafter Patentierung auch schon ihren exklusiven Basmati-Reis streitig machen, der allein an den Südhängen des Himalaja gedeiht.

Zum guten Ende noch die erfreuliche Nachricht für deutsche Diabetiker: Den Momordica-charantia-Tee, aus Samen und getrockneten Fruchtteilen der Pflanze gewonnen (aus Geschmacksgründen auch mit Zimt, einem zusätzlichen Zuckerkiller, oder mit Zitrone gewürzt), gibt es nun auch in deutschen Reformhäusern zu kaufen. Hergestellt von Salus als »Asiatischer Kräutertee für einen gesunden Zuckerstoffwechsel« und – wie überraschend – »auch für Diabetiker geeignet«. Allerdings kostet eine Monatsration fast 20 Euro, da sind sicher dreistellige Profitraten drin. Na ja, wenn's hilft. Dass dem tatsächlich so ist, konnte man im Mai 2005 im »Reformhaus Kurier« nachlesen: »Von Momordica, der Balsambirne, weiß man, dass sie den Blutzuckerspiegel senkt«, getraut sich da eine Ärztin unerschrocken zu behaupten. Dass »man« das anderswo schon immer weiß, blieb unerwähnt.

Aber es geht ja doch. Ayurveda beginnt endlich auch hierzulande als Medizin ernst genommen zu werden, wenn auch erst vereinzelt. Eine bittere Kapsel mit dem Wirkstoff der Charantia ist nun auch in hiesigen Apotheken aufgetaucht, wenngleich meist erst nach gezielter Bestellung zu haben: »Glukokine«, ein »Nahrungsergänzungsmittel«, auch für einen »gesunden Zuckerstoffwechsel«. Hergestellt wird es von der provomed-Gesellschaft in Göttingen, vertrieben aber, und das scheint ein echter Durchbruch, vom Pharma-Weltkonzern Sandoz. Freilich befindet sich auf dem Beipackzettel die für einen Kundigen seltsam klingende Einschränkung »kann den Blutzuckerspiegel senken«.

Aber das geht wohl nicht anders. Mit »senkt den Blutzuckerspiegel« müsste es ja ein gesetzlich anerkanntes Medikament sein. Da reichen in Deutschland und der EU einige wenige tausend Jahre bewährter Erfahrungen noch lange nicht. Wo kämen unser Gesundheitssystem und all seine Nutznießer da hin?

Dafür wird mit dem Medikament Kasse gemacht. 19,95 Euro kosten dreißig Kapseln, die für zwei Wochen reichen. In Indien bekommt man Vergleichbares für weniger als ein Zehntel. Sei's drum, die Wunder-Balsambirne ist endlich auch in Europa bei denen angekommen, die sie brauchen, wenn auch die meisten Betroffenen es wohl noch nicht wissen. Aber vielleicht hilft dieses Buch da weiter.

Ich selbst bin natürlich froh, dass ich schon ein Jahrzehnt früher an das richtige Mittel geraten bin und mir damit ganz sicher schlimme Folgen einer Krankheit erspart geblieben sind, die ich dank Momordica charantia, dem Zuckerkiller, nicht mehr habe. Das bedeutet ja auch viele Jahre gewonnener Lebensqualität und Leistungsfähigkeit. Da es nicht das einzige Mal blieb, dass mir die indische Lehre vom Leben bei ernsten gesundheitlichen Problemen geholfen hat, bleibe ich bekennender Anhänger von Ayurveda.

Wissen um die Natur des Menschen

Ayurveda ist einer der größten und edelsten Beiträge des alten Indien zur Weltkultur.
Der Ayurveda-Arzt Dr. R.K. Garde

Um das Entstehen der ayurvedischen Medizin ranken sich unzählige Legenden. Wie alles in der indischen Mythologie kam das Wissen vom Leben angeblich direkt von den Göttern, von denen es in der Hindu-Religion ja Abermillionen gibt. Als spezieller Ayurveda-Gott gilt der vierarmige Dhanwantari, der laut einem Gebet »Krankheiten verbrennt« und eine Inkarnation von Vishnu ist, nebst den Großgöttern Brahma und Indra, von denen, so der Mythos, das Urwissen stammt, das dann an die Menschen weitergereicht wurde.

Die gängigste Geschichte, in vielen Ayurveda-Instituten bildlich dargestellt, ist jene von zweiundfünfzig Rishis, weisen Männern, die sich vor Urzeiten an einem Ort im Vorgebirge des Himalaja versammelten, um über eine allgemein gültige Lehre für ein gesundes Leben nachzugrübeln. Es war eine Zeit, als Menschen begonnen hatten, die Wälder, Berge und Steppen zu verlassen, um in Städten zu leben. Getrennt von der Natur, mit der sie bis dahin eins waren. Krankheiten begannen sich auszubreiten, auch soziale Spannungen ergaben sich bei dem beengten Zusammenleben zwischen den Mauern.

Viele Monate lang sollen die Weisen und Alten meditiert und debattiert haben. Wie bei solchen schöpferischen Seancen in fast allen Religionen üblich, war keine

Frau dabei. Dann fassten die bärtigen Herren ihre Erkenntnisse zusammen und kehrten in ihre Heimatorte zurück, um dort die gemeinsam gefundene Lehre vom Leben weiterzuverbreiten. Das soll, so die Überlieferung, vor annähernd fünftausend Jahren gewesen sein, doch der Zeitraum ist nach hinten offen. Manche Forscher führen die Geschichte auch in die prähistorische Indus-Kultur zurück.

Wie auch immer – erste schriftliche Zeugnisse gibt es seit rund dreitausend Jahren in den »Veden«, den klassischen religiösen Texten der Hindu-Mythologie. Die älteste Schrift, die sich ausschließlich auf die Lehre vom Leben beschränkt, ist die »Caraka Samhita«, benannt nach ihrem Autor, dem Weisen und Arzt Caraka. Ihr gleichgestellt wird die »Sushutra Samhita«, aus annähernd derselben Periode in den Jahrhunderten vor Christus, die vor allem ayurvedische Chirurgie behandelt und von einer wundersam gelungenen Kopftransplantation im Götterhimmel der Hindus ausgeht. Die beiden Werke, in Bruchstücken erhalten oder überliefert, sowie eine um eigene Erkenntnisse und Erfahrungen angereicherte Zusammenfassung vom Gelehrten Vagbhata gelten mit ihren über tausend dort beschriebenen Krankheiten und noch mehr natürlichen Mitteln dagegen als eine Art Heilige Schrift der Lehre vom Leben.

Die entwickelte sich zu einer allgemein praktizierten Medizin, mit geregelter Ausbildung von Ärzten und Therapeuten, einer immer umfangreicheren Sammlung von Heilkräutern und anderen (Natur-)Medikamenten. Von denen sind Tausende bis heute im Gebrauch, so auch die Momordica charantia, der Zuckerkiller. Da so gut wie jeder Ayurveda-Arzt oder Heiler darüber hinaus noch ureigene Rezepte hat, die er »streng geheim hält«, wie der ceylonesische Arzt Dr. S. mir anvertraute, mag die Zahl der Kräuter, Mineralien und Tierprodukte, die bei Behandlungen angewendet werden, noch um etliches größer sein. Dr. S. ließ mich einen Blick auf sein persönliches Kräuteralbum werfen, in das er Blätter, Samen oder Rinden seiner Heilpflanzen eingeklebt hatte. Leider verlor er einen Teil seiner umfangreichen Ayurveda-Bibliothek, die er von seinen Vorvätern geerbt hatte und in der sich uralte Schriften auf Palmblättern befanden, beim verheerenden Tsunami im Dezember 2004.

Der Buddhismus, Reaktion auf oder gar Revolution gegen das unmenschliche Kasten-Unwesen eines versteinerten Brahma-Hinduismus, der vor allem in ländlichen Gebieten bis heute eines der perfektesten Unterdrückungssysteme der Geschichte ist, lehnte dessen vedische Texte ab, übernahm aber die Ayurveda-Philosophie. Die Buddhisten bereicherten sie und verbreiteten sie zusammen mit ihrem Glauben. So kam Ayurveda ab dem späten vorchristlichen Jahrtausend nach Ceylon (heute Sri Lanka), dann weiter nach Südostasien, Tibet, China, in die Mongolei, Teile Sibiriens und nach Japan. Noch heute werden in diesen Ländern zuweilen alte ayurvedische Texte aufgefunden, die in Indien selbst längst verschwunden sind.

Wichtige Zweige der chinesischen Medizin, etwa die Akupunktur, werden oft auf die indische Akupressur der einhundertacht so genannten Marma-Punkte zurückgeführt – was die Chinesen nicht gern hören. Die Marma-Punkte sind bestimmte Energiezentren im Körper, wo wichtige Systeme aufeinander treffen, wie Nerven, Adern, Muskeln, lebenswichtige Organe, Sehnen oder Gelenke. Jedenfalls sind sie identisch mit den Akupunkturpunkten entlang so genannter Meridiane im Körper, davon gibt es allerdings wesentlich mehr als indische Marma-Punkte. Die Therapie wurde also verfeinert. Sie wird heutzutage von Ayurveda-Ärzten, die meist zusätzlich eine Akupunkturausbildung durchlaufen, wie selbstverständlich in ihre Behandlung eingeschlossen, vor allem auf Sri Lanka. Da bestehen offenbar keine Berührungsängste zu anderen medizinischen Lehren, wie Ayurveda-Ärzte ja auch die Schulmedizin nicht verteufeln.

Die Nähe dieser indischen und fernöstlichen Methoden geht noch weiter. Was für Ayurveda die Doshas sind, nach denen die Menschen eingeteilt werden, sind für die chinesische Medizin die Kräfte Yin und Yang – das Weibliche und das Männliche im Körper –, die ebenso ausbalanciert sein sollen wie die Doshas, um den Menschen gesund zu erhalten.

Experten, nicht nur indische, gehen auch davon aus – und das mögen die Ostasiaten noch weniger akzeptieren –, dass selbst deren berühmte Kampfsportarten möglicherweise vom Ayurveda abgeleitet sind. Die ayurvedische Lehre beinhaltet eine Kampfkunst namens »Kalarippayat«, die mit Hand-, Fuß-, Kopf- oder Stockschlägen auf jene verletzlichen Marma-Punkte zielt, um den Feind zu verwunden oder zu töten. Sie wurde als reine Kriegstaktik entwickelt. Tödlich sind dabei Attacken auf gut ein Dutzend Stellen des Körpers, darunter Schläfe, Herz, Nabel, die Kehle und die Blase. Es gibt einen Ayurveda-Film, in dem der Vaidya eine Ziege durch einen Fingerdruck am Hals paralysiert und nach einer halben Stunde damit auch wieder aufweckt. Denn die Marma-Punkte gelten als verletzlich und heilend zugleich, je nachdem, was bewirkt werden soll. Das muss auch von den Masseuren beim Druck ihrer Hände berücksichtigt werden – daher die möglichen Risiken einer vorgeblich ayurvedischen Massage durch Laien.

Professionelle Marma-Massage nennt sich »Kalari« oder »Padanghata«, das bedeutet Seilfußmassage. Der Masseur steht auf einem Fuß, hält sich mit den Händen an einem über dem Patienten gespannten Seil fest und massiert mit dem anderen Fuß kräftig dessen eingeölten Körper. Danach soll der Patient zehn Minuten in ein Schwitzbad und sich dann mindestens eine Stunde ausruhen. Es ist eine besondere Erfahrung, allenfalls mit einer Thai-Massage vergleichbar, bei welcher der Masseur freilich ohne Seilstütze auskommt, sondern einfach, mit den Fersen massierend, das Rückgrat entlang marschiert.

Was den Kampfsport angeht, so wird dieser bis heute vor allem noch in Kerala trainiert. Wer die Kämpfer je bei ihren Übungen beobachten konnte, kann nur beeindruckt sein. Das ist nicht brutale Kraft, sondern Schnelligkeit, vollendete Körperbeherrschung und Zielgenauigkeit. Die Ähnlichkeit mit der Technik der Shaolin-Mönche, bekannt aus den Kung-Fu-Filmen und ihren um die Welt tourenden Schaustellern, ist unverkennbar. Und da kann sich der Kreis schließen. Die Shaolin-Kämpfer sind Buddhisten, und durch Buddhisten kam Ayurveda nach China und in die anderen ostasiatischen Länder. Also möglicherweise auch die Idee der Kampfsportarten, wie sie heute als Jiu-Jitsu, Judo, Karate, Kung-Fu und deren koreanische Ableger praktiziert werden.

In Indien selbst sind Kalarippayat-Techniken auch heute nicht nur Sport. Die so genannte RSS, militante

Jugendorganisation der extremen Hindu-Nationalisten, die sich vor allem bei kommunalen Unruhen als Schlägertruppe hervortut und deren Chefideologe bekennender Hitler-Fan ist, trainiert mit ihren Schlagstöcken ein auf ihre Zwecke reduziertes Kalarippayat. Wie oft habe ich sie in der Morgendämmerung abseits der Straßen übungshalber aufeinander einprügeln sehen. Aus deren Reihen stammte auch der Attentäter, der 1948 Indiens legendären Friedensapostel Mahatma Gandhi erschoss.

Vielleicht hat das, mag der Leser meinen, nur wenig mit dem Ayurveda zu tun, das ihn interessiert. Aber Ayurveda ist eben nicht ausschließlich »die vollständigste medizinische und gesundheitlich vorbeugende Wissenschaft, die es heute gibt«, wie die indischen Experten Gopi Warrier und Deepika Gunawant in ihrem Werk »Ayurveda – Das große Handbuch« behaupten. Ayurveda umfasst aus eigenem Verständnis die gesamte Bandbreite des Lebens. Es verbindet »Medizin, Wissenschaft, Philosophie, geistiges Verständnis, aber auch Astronomie und Astrologie, war das erste Glaubenssystem, das auch der individuellen Sexualität höchste Wichtigkeit einräumt«, schreibt die ceylonesische Ayurveda-Ärztin Dr. Shanta Godagama in ihrem »Handbook of Ayurveda«.

Die Kunst des Tötens, nach Ansicht der Ayurveda-Schöpfer, in deren Himmel es ja durchaus gewalttätig zuging, offenbar überlebenswichtig, blendet sie aus. Das muss den Patienten auch nicht interessieren, es kann aber nicht schaden, wenn er etwas darüber weiß. Und über das gesamte Umfeld dieser auf ersten Blick so fremdartigen, zuweilen verstörenden fernen Welt. Ayurveda kann umso besser verstanden und akzeptiert werden, je mehr man über das faszinierende Indien weiß.

»Um Ayurveda zu begreifen, muss man eins mit ihm werden«, behauptet der indische Arzt Dr. P.M. Umikrishnam. Ob unsereiner das überhaupt schaffen kann, bleibt freilich offen.

Eine Hochblüte erlebte Ayurveda unter Kaiser Ashoka im 3. Jahrhundert vor Christus. Der Herrscher, zu Beginn noch ein grausamer Eroberer und Diktator, konvertierte zum Buddhismus und bescherte dann als gerechter und hochverehrter Kaiser Indien ein goldenes Zeitalter. Sein Maurya-Reich umfasste etwa zwei Drittel des heutigen Indien. Er baute eine Infrastruktur für das ganze Reich auf, förderte Bildung, Handel und vor allem das Gesundheitswesen. Auf je fünfhundert Bewohner soll es einen Arzt und einen diesem zugeordneten Heilmittel-Laden gegeben haben, eine Versorgungsdichte, die das 1,1-Milliarden-Volk der Inder seither nie wieder erreichte und auch die meisten Drittweltländer nicht annähernd aufweisen können.

Da Ashokas Hof auch weitreichende Beziehungen zu anderen Ländern pflegte, verbreitete sich Ayurveda damals vor allem nach Westen: nach Afghanistan, Persien, zu den Hebräern und in die griechische Welt – diese war seit den Eroberungszügen des großen Alexander, woraus eine graeco-indische Kultur erstanden war, ohnedies mit dem Subkontinent verbunden. Sie alle kamen mit der Hindu-Wissenschaft vom langen gesunden Leben in Kontakt.

In Taxila, einer der Hochburgen graeco-indischer Blütezeit gab es damals eine im ganzen Orient berühmte medizinische Hochschule, an der viele Ayurveda-Lehrer unterrichteten. Im nordostindischen Jalanda wuchs eine Ayurveda-Universität heran, die zu ihrer Blütezeit fünfzehnhundert Lehrer und zehntausend Studenten zählte, welche ohne Gebühren lernen durften. Fast tausend Jahre bestand diese Lehrstätte, bis Invasoren sie dem Erdboden gleichmachten.

Bis nach Zentralasien, Arabien, selbst zum Römischen Reich drang die Kunde der östlichen Gesundheitslehre, beeinflusste dort die jeweils eigene Medizin. Der römische Gelehrte Celsus beschrieb die chirurgischen Errungenschaften der Inder, die daraufhin bei verwundeten Gladiatoren angewendet wurden. Einige seiner lateinischen Texte fanden später auch Eingang in europäische Klosterbibliotheken. Der legendäre hellenische Mediziner Galen, Leibarzt des römischen Kaisers Marc Aurel, dessen medizinische Erkenntnisse und Schriften bis weit ins Mittelalter in Europa als sakrosankt galten, gebrauchte bei seinen Heilmethoden ayurvedisches Wissen.

Auch Avicenna (arabisch Ibn Sina, 980–1037), der berühmteste mittelalterliche Arzt und Universalgelehrte im zentralasiatischen Emirat Buchara, nahm ayurvedische Texte in seine beiden Hauptwerke »Kanon der Medizin« und »Buch der Heilung« auf, die vier Jahrhunderte lang medizinische Standardwerke nicht nur in der islamischen Welt waren. Ayurveda war somit schon vor vielen hundert Jahren einmal so etwas wie eine Universalmedizin.

Durch Kriegswirren und fremde Eroberer, wie die islamischen Invasionen, verlor die Gesundheitslehre für Jahrhunderte ihre überragende Bedeutung, obwohl auch moslemische Ärzte (Hakims) altindisches Wissen nutzten. Die europäischen Kolonialherren – Briten, Portugiesen, Holländer, Franzosen – verachteten Ayurveda als primitive Eingeborenen-Zauberei, verbrannten, wie heute oft behauptet wird, sogar dessen Schriften, soweit sie derer habhaft werden konnten.

1835 untersagte der britische Gouverneur Lord Macaulay eine akademische Ausbildung in indischer Heilkunst und ordnete die Einführung der westlichen Medizin in den von der Kolonialmacht direkt regierten Gebieten des Landes an, zu denen freilich hunderte scheinselbstständiger Fürstentümer nicht gehörten. Die Elite des Landes ließ ihre Leiden fortan vornehmlich von britischen Ärzten oder in westlichen Kliniken behandeln. Noch die spätere Regierungschefin Indira Gandhi begleitete ihre Mutter Kamala zur ebenso lang dauernden wie ergebnislosen Kur in eine Schweizer Luxusklinik.

Zwar überlebte Ayurveda in vielen Fürstenstaaten und beim einfachen Volk. Viele Heiler aber wurden selbstständig, gingen zu eigenen Behandlungsmethoden über, griffen zu ihren selbst hergestellten Heilmitteln. Noch heute gibt es über ganz Indien verstreut Vaidyas oder andere Naturheiler als Spezialisten für bestimmte Leiden und Heilmethoden, die nur noch wenig mit klassischem Ayurveda zu tun haben. Erfolgreich sind die meisten mit ihren Behandlungsmethoden trotzdem.

Traditionsbewusste Inder, wie das weltweite Symbol für gewaltlosen Freiheitskampf, Mahatma Gandhi, kamen wieder auf die überlieferte Medizin zurück. Als er die Errichtung eines Colleges für indische Medizin beantragte, schmetterten die Briten das allerdings ab. Ebenso bestanden sie darauf, dass der »nackte Fakir«, wie Empire-Propagandisten den Freiheitskämpfer nannten, in seinen langen Gefängnisjahren von ihren Militärärzten behandelt wurde, obwohl er das Wirken von Schulmedizinern schon mal mit Prostitution verglich. Doch als er 1927 einen Schlaganfall erlitt, ließ er sich zu einem landesweit bekannten Vaidya bringen, der ihn angeblich binnen weniger Wochen von den Folgen befreite – dessen Nachkommen rühmen sich heute noch damit. Die »Arme-Leute-Medizin«, wie sie von der indischen Upperclass verächtlich genannt wurde, hat es somit Gandhi ermöglicht, weiterhin für die Befreiung seiner Heimat zu kämpfen und diese zwanzig Jahre später auch zu erreichen.

Mit der Unabhängigkeit 1947 begann für Ayurveda eine neue Blütezeit, in Sri Lanka noch eher als in Indien, wo der westlich erzogene Nehru-Clan, der das Land regierte, weiterhin auf die Schulmedizin, allenfalls fremdländische Naturheilverfahren wie Homöopathie setzte, die in Indien viele Anhänger hat. Doch in einzelnen Bundesstaaten, vor allem in Kerala, das traditionell eine besonders enge Bindung zu Ayurveda hatte und es ständig weiter entwickelte, erlebte die Lehre vom Leben einen triumphalen Aufschwung. Fanatische Keraler behaupten ja auch, sicher fälschlich, die ganze Lehre stamme von ihren Vorfahren.

Als 1977 eine hinduistisch beherrschte Regierung in Delhi an die Macht kam, änderte sich die offizielle Haltung zu Ayurveda schlagartig. Der neue Premier Morarji Desai war glühender Anhänger altindischer Gesundheitskunde und lebte auch strikt danach (worüber es später noch Kurioses zu berichten gibt). Seine Regierung erließ Gesetze, die das Gesundheitswesen umkrempelten. Die Ausbildung und Anwendung von ayurvedischer Medizin wurde staatlich geregelt und subventioniert. Eine eigene Ayurvedische Ärztekammer entstand. Ayurveda ist seither, wie zuvor schon in Sri Lanka, der Schulmedizin völlig gleichgestellt.

Im Westen blieb Ayurveda bis in die achtziger Jahre so gut wie unbekannt. Erst der wachsende Tourismus weckte das Interesse der Ausländer, was dann wiederum auf die indische Mittelklasse abfärbte, zumal sich nun mit einem Produkt made in India offenbar viel Geld verdienen ließ.

Meditationslehren wie die Transzendentale Meditation des Beatle-Gurus Maharishi Mahesh Yogi taten ihr Übriges für die Popularität indischen Wissens, Wesens und geheimnisumwitterter östlicher Mythen. Auch die Osho-Bewegung des verstorbenen Gurus Bhagwhan Rajnesh in Poona nutzte den Drang nach indischer Mythologie und Heilkunde. Die Maharishi-Sekte verkündete, auf Ayurveda basierend, einen »Weltplan für vollkommene Gesundheit« und ließ ihr »Maharishi Ayur-Veda®« als global geschützte Marke eintragen. So kam es, dass viele Ayurveda-Einrichtungen, vor allem in Deutschland und den USA, Maharishi-Ableger sind.

Das dient nicht immer ausschließlich der Gesundheit, sondern vornehmlich dem wirtschaftlichen Wohlergehen der als weltweiter Konzern operierenden Sekte, zumal ihre Kurangebote kostspielig sind. Etliche ayurvedische Jünger und Institutionen haben sich allerdings schon von der Maharishi-Mutter abgenabelt.

Doch all das trug dazu bei, dass seit Jahren Ayurveda in jeder Form einen beispiellosen Zulauf erlebt. Der ausufernde Wellness-Boom führte dazu, dass immer mehr Reiseveranstalter solche Wellness-Programme und vornehmlich Ayurveda in ihr Angebot aufnahmen. Fast ein Drittel der Ayurveda-Kurenden in Indien sind bereits Ausländer. In Sri Lanka waren es noch weit mehr, bis der schreckliche Tsunami am 26. Dezember 2004 einen Teil des bereits blühenden Gewerbes ins Meer schwemmte. Es ist dabei, sich wieder zu erholen.

Weltweit scheint der Ayurveda-Boom jedenfalls nicht mehr zu bremsen, wenngleich er auch in eine falsche Richtung zu wachsen droht.

Zu viert bei Dr. Dschingis Khan

Ein Arzt, der sich nicht in seinen Patienten hineinversetzen kann, wird keinen Erfolg bei der Behandlung haben.

Aus einem Text der Ayurveda-Urskripte von Caraka

Im Jahr nach meiner ersten Kur in einer Ayurveda-Klinik fühlte ich mich schon wieder reif für eine zweite. Schon zuvor hatten mich gesundheitliche Langzeitprobleme geplagt, der Zucker war dann noch dazugekommen. Wiederholte Reisen in den Nahen Osten und nach Afrika waren nicht spurlos an meinem Körper vorübergegangen – hieß es früher nicht, jede Tropenreise koste ein Lebensjahr? Dann wäre ich allerdings samt meinen vierzig Choleraimpfungen (die waren im vorigen Jahrhundert noch halbjährliche Pflicht bei den meisten Tropenbesuchen) gerade minus achtzig Jahre alt. Uganda, Tansania, Äthiopien, Eritrea, Mosambik, Nigeria, Ägypten, Irak, Iran, Afghanistan, Syrien, Jordanien, Saudi-Arabien, Jemen mit Touren ins wilde Hinterland, auch Dutzende Reisen nach Südamerika, Süd- und Südostasien, darunter in so exotische Regionen wie Burma oder Bhutan und zehnmal allein ins kriegsverwüstete Vietnam samt Nachbarländern, da war schon ein Reigen von Infektionen zusammengekommen. Von Pocken (meine Kinderimpfung war irgendwie im Krieg verschlampt worden) bis Amöben-Ruhr, Typhus und chronischer Diarrhö hatten alle möglichen Leiden ihre Spuren hinterlassen.

Und dann Libyen. Ich war für ein Interview mit dem

Revolutionsführer Moammar Gaddhafi nach Tripolis gekommen. Tagelang mussten wir im Hotel warten, der Termin wurde immer wieder verschoben. Dann ging's plötzlich ganz schnell, rein in eine kleine Düsenmaschine, eine gute Stunde weit nach Osten. Im Militärjeep mit bewaffneter Eskorte zu einem bunten Großzelt weit draußen in der Wüste. Dort empfing uns der unumschränkte Herrscher aller Libyer. Nach dem Gespräch, das in entspannter Atmosphäre verlief, der Oberst Gaddhafi scherzte und lachte offenbar gern, wurden wir in eine nahe Militärkaserne verfrachtet und dort abgefüttert. Es war ein Lammgericht, soweit ich mich erinnere, Gemüse dazu – und Wasser, im Glas, wohl aus dem lokalen Brunnen. Unser arabischer Kollege aß und trank nichts, er hatte da seine Erfahrungen, denke ich.

Nach etwa einer knappen Woche, wieder zu Hause, war mir ständig übel, ich fühlte mich total erledigt, wollte nur noch im Bett liegen. Der Arzt, ein Tropenmediziner, nahm Blut ab und fand, dass die T-Helferzellen, also die Abwehrzellen im Körper, auf weniger als die Hälfte des Normalstandes geschrumpft waren. Als Erstes verordnete er daraufhin einen Aidstest, der dem Himmel sei Dank negativ ausfiel.

Der Kollege, der mit dabei gewesen war, lag unterdessen im Krankenhaus, Diagnose Hepatitis nicht festzumachender Art, strikteste Diät, absolut kein Alkohol für mindestens ein halbes Jahr. Ich hatte früher mal eine Gelbsucht gehabt, bei mir war keine Hepatitis mehr diagnostizierbar. Dafür eine eindrucksvolle Liste nach einer Blutprobe fürs Tropenkrankenhaus: akuter Befall von drei Viren verschiedener Spezies, von denen jede einzelne für eine langwierige Erkrankung reichte, dazu Abwehrkörper gegen ein halbes Dutzend früherer Infektionen – Malaria und diverse andere, die ich mir im Lauf der Jahrzehnte aufgesackt hatte, die Zeckenseuche Borreliose, aber auch die äußerst gefährliche Bilharziose, eine Wurmerkrankung, die zur Zersetzung der Leber und anderer innerer Organe führen kann.

Warum ich mit all dem Zeug im Blut denn überhaupt noch lebte? Der Arzt: »Weil Sie kein Fellache sind, sondern ein wohlgenährter Europäer mit mehr Abwehrkräften.«

Die aber waren nunmehr wohl überfordert, und da es keine Medikamente gegen meinen Viren-Cocktail gab, hieß es Ruhe, Ruhe, nochmals Ruhe, damit sich das alles wieder einrenken konnte. Tat es auch einigermaßen nach Monaten. Dann aber kam es über Nacht noch zu Herpes Zoster, einer Gürtelrose, langwierig und überaus schmerzhaft. Ich fühlte mich nach alledem dringend ayurvedabedürftig, also auf zur Runderneuerung nach Indien.

Diesmal waren drei Frauen dabei, meine Schwester und zwei Kolleginnen, die sich auch mal so wohltuend massieren lassen wollten. Für die meisten Laien scheint Ayurveda ohnehin nur aus Massagen zu bestehen, die werden ja auch nach Wellness-Wochenenden am meisten gerühmt. Dabei sind ayurvedische Massagen meist Mittel zum Zweck – und zwar die heilenden Kräuteröle in den Körper zu bringen.

Frauen sind, wie schon erwähnt, insgesamt weit mehr an alternativen Heilmethoden interessiert als Männer, auch an Ayurveda. Das führt dazu, dass unter den Kurenden in Indien und Sri Lanka, aber auch in Deutschland, Österreich, der Schweiz, in England und in den USA stets Frauen die Mehrheit ausmachen. Dutzende Ayurveda-Bücher richten sich ausschließlich an weibliche

Leser. Bei meinen eigenen Kuren waren zwischen sechzig und neunzig Prozent der Patienten weiblich. Einmal, in Sri Lanka, war ich der einzige Mann zwischen zwei Dutzend Frauen, was auch zu allerlei Problemen führte, die aber wenig mit Ayurveda zu tun hatten. Ich habe es auch schon öfter erlebt, dass bei Ehepaaren, die gemeinsam kamen, der Mann die Kur nach wenigen Tagen abbrach und fortan genüsslich an seinen Bierflaschen nuckelte, eine Lulle nach der anderen paffte, während seine bessere Hälfte sich unbeirrt weiterhin dem strikten Regime der Behandlung unterwarf. Beim seriösen Ayurveda werden übrigens Männer immer von Männern massiert, Frauen von Frauen, was bei der Vielfalt von Anwendungen bis hin zu Enema auch angemessen scheint.

In Delhi angekommen, wartete bereits ein Hilferuf meiner Schwester auf mich. Die war aus flugplantechnischen Gründen – sie kam aus Österreich – einige Tage vor uns eingetroffen und hatte gleich in Dr. Sudhas Klinik eingecheckt. Dort war sie streng kaserniert worden, durfte das Haus nicht allein verlassen – angeblich zu ihrer eigenen Sicherheit – und, was für sie unvorstellbar war, auch die Haare nicht waschen. Sie wolle da sofort wieder weg, lautete die Botschaft, keinen Tag mehr unter der Knute dieser Frau Doktor Dschingis Khan bleiben, wie sie die fürsorgliche Ärztin Sudha Ashokan umgetauft hatte.

Ein Telefonat mit ihr und Dr. Sudha klärte die Situation. Meine Schwester hatte Kopfbehandlungen erhalten und da dürfen eben die Haare nicht gewaschen werden, weil das Öl und die Essenzen einwirken sollen (mich hat das als Glatzkopf nie so betroffen). Und als weiße Frau allein schien es der Ärztin nicht sicher, sie ohne Begleitung in die Stadt zu lassen, obwohl das sicherlich übervorsichtig war. Jedenfalls war, als auch wir ins »Lager« einzogen, alles wieder in Ordnung, und die drei Frauen ließen sich voll in die für sie völlig ungewohnte Behandlung fallen.

Auf Grund ihrer verschiedenen Beschwerden erhielten sie auch unterschiedliche Anwendungen, die sie danach einander stets detailliert schilderten, und dann wollten sie schon mal von der Ärztin wissen, warum sie dies und jenes nicht auch bekämen. Eine entging aus medizinischen Gründen den Einläufen, die den anderen beiden (unterdessen auch mir) durchaus willkommen waren. Das immer noch veganische Essen war schmackhafter geworden, weil ein neuer Koch eine größere Auswahl an Gemüse bot und die Gerichte auch kräftig indisch würzte.

Ansonsten alles wie gehabt, das gleiche Personal wie früher, einschließlich des Majordomus, eines feingliedrigen, immer hilfsbereiten, gut englisch sprechenden Keralers, der jeden Wunsch von den Augen ablas und von den Damen eifrig beflirtet wurde, worauf er mit coolem Charme reagierte. Die Massagen, zuweilen zweimal am Tag, waren allen eine Wonne, von der man kaum genug kriegen konnte. Die Therapeuten, alle aus der Ayurveda-Hochburg Kerala, waren aber auch bestens ausgebildet, gingen äußerst professionell auf jede Regung oder Anregung der Patient(inn)en ein, ob es mal fester, mal milder sein sollte, wo es besonders gut tat oder auch mal schmerzte.

Die Ärztin erklärte geduldig, warum während bestimmter Anwendungen mal die Haare nicht gewaschen, dann überhaupt nicht geduscht, keine Seife oder Shampoo verwendet werden sollten. Sie fragte nach Langzeitmedikamenten, die man vielleicht einnahm und empfahl, die während der Kur auch weiter zu nehmen. Sonst könnten sich womöglich Komplikationen ergeben. Sie wolle der Schulmedizin, zu der man ja nach der Kur zurückkehre, nicht hineinpfuschen, sondern sie ergänzen.

Ich beispielsweise nehme seit einer Gicht vor Jahrzehnten regelmäßig Allopurinol, um den Harnsäurespiegel im Normalbereich zu halten. Nach etlichen Ayurveda-Behandlungen habe ich die tägliche Dosis im Einvernehmen mit den behandelnden Ärzten schon vor Jahren halbiert. Ein völliges Absetzen zog jedoch ein schon nach einer Woche merkbares Ansteigen des Harnsäurespiegels nach sich. Der Körper hatte sich wohl schon zu sehr an die Hilfe der Arznei gewöhnt.

Obwohl Ayurveda vom Prinzip her eine Immuntherapie ist, mochte Dr. Sudha mir diesmal nicht die Hoffnung machen, dass ich nach all dem, was bisher schon geschehen war und Narben im Körper hinterlassen hatte, sozusagen geheilt und nun vor künftigen Infektionen gefeit sei. Dazu bedürfe es mehr als zwei Wochen Reinigungskur. Allenfalls eine Langzeitbehandlung, drei Monate vielleicht, könne da wirklich nachhaltig etwas bewirken, falls überhaupt noch. Da dies nicht machbar war, suchte ich fortan Besserung bei jährlichem Kuren und fühlte mich danach auch immer wohler, wurde meines Erachtens doch insgesamt weniger anfällig gegen neuerliche Ansteckung.

Mit den Frauen besprach die Ärztin ausführlich deren Probleme, vergangene wie akute, gab Ratschläge für ein insgesamt gesünderes Leben – wobei ihr Rauchverbot allenfalls zu einer begrenzten Reduzierung führte. Am Ende stellte sie für alle ein individuelles Heilmittelpaket zusammen. Das alles für erfreulich wenig Geld.

Ich erhielt eine Art Mengenrabatt, weil ich für einige Wochen das Haus sozusagen ausgebucht hatte. Insgesamt kostete uns alles inklusive keine hundert Mark pro Tag.

Aber das war einmal. Der anschwellende Ayurveda-Boom hat auch in Indien schon vielerorts die Preise verdorben, wenn es inklusive Flug freilich immer noch billiger ist als in Europa. Eine Ayurveda-Kur ist eben sehr personalintensiv – bei Dr. Sudha bestand ein Therapeutentrupp aus fünf Mann, und die Masseure verdienen auf dem Subkontinent nach wie vor einen verschwindenden Bruchteil des Lohns deutscher Kollegen, oft nicht mehr als 1 Euro pro Tag. Deshalb ist die Regel, kein individuelles Trinkgeld zu geben, wie sie verschiedentlich, vor allem auf Sri Lanka, in den Anleitungen für die Gäste zu lesen ist, völlig daneben. Am besten verteilt man Trinkgeld bald nach den ersten Erfahrungen mit den Therapeuten. Dann einmal die Woche, und die werden sich alle erdenkliche Mühe geben. Der Inhalt von Sammelboxen für *tips*, wie sie da und dort beim Empfang stehen, landet oftmals in unkontrollierbaren schwarzen Löchern.

Viel Spaß hatten wir bei Yoga. Die resolute englische Lehrerin war wieder da. Sie hatte mit den Damen große Freude, da die zum Teil schon vortrainiert waren und im Wettstreit miteinander wahre Wunder an schwierigen Positionen vollbrachten. Da kam ich nicht mit, was ihnen allen wiederum mächtigen Spaß bereitete. Auch störte es sie kaum, dass auf einem Bambusgerüst am Haus daneben die Maurer fast das Arbeiten vergaßen angesichts der sportlich-spärlich bekleideten Europäerinnen, die da auf der Terrasse ihre Gelenkigkeit produzierten. Einer brachte sogar einmal einen billigen Fotoapparat mit, um diese spannende Gratisvorstellung auch für Kumpel und Verwandte festzuhalten. Ich war beim Einschlafen während der finalen Ruhelage wieder der Beste und brachte es zur Gaudi aller bis zum Wegschnarchen. Aber auch die Frauen lagen zum Schluss alle mit geschlossenen Augen da.

Bei unseren Ausflügen sündigten wir auch ein bisschen. Nicht, dass es gleich ein Curryhuhn sein musste. Deswegen hatte Dr. Sudha einmal ein kanadisches Pärchen mitten in der Kur rausgeworfen, weil denen daraufhin schlecht geworden war. Sie bestand strikt darauf, dass während der ganzen Behandlung ihre Diät eingehalten werde, weil die untrennbarer Bestandteil davon sei, und ein Bruch den ganzen Kurerfolg gefährde. Wir aber schlürften dann und wann doch einen frisch gepressten Granatapfelsaft, dem wir alle verfallen waren, und der uns offensichtlich nicht geschadet hat. Später erfuhr ich, dass dieser Saft zu den ayurvedischen Heilmitteln zählt.

Einen Ausflug nutzten wir dazu, auf dem nahen Markt Höllenwecker jenes Fabrikats zu erstehen, mit dem das Personal mich bei meinem ersten Besuch fast zu Tode erschreckt hatte. Wir revanchierten uns nun und hatten auch unseren Spaß daran.

Dazu noch ein späteres Erlebnis mit diesem seltsamen Spielzeug. Zu Hause ärgerten die Kinder einander mit dem Krachmacher. Eines Morgens erhielten wir einen Anruf, dass der Eigentümer des Nachbarhauses gestorben war. Minuten danach, ich saß gerade in der Badewanne, ratterte der teuflische Wecker los, dessen Lärm zweifellos bis ins Nachbarhaus reichte.

Da niemand sich darum kümmerte, sprang ich aus der Wanne, raste die Wendeltreppe zu den Kinderzimmern hoch und stellte das Ding ab. Der Verstorbene war im Krieg Nachtjäger gewesen, und die Hinterbliebenen hätten das militärische Getöse womöglich für einen makabren Scherz halten können.

Treppabwärts kam ich mit meinen nassen Füßen zu Fall und flog kopfüber nach unten. So hätte mich der Ayurveda-Wecker um ein Haar umgebracht, noch wochenlang war mein Körper grün und blau verfärbt.

In Delhi erlebten meine Kurgefährtinnen das Gleiche, was ich beim ersten Mal empfunden hatte. Nach etwa fünf Tagen des Eingewöhnens fühlten sie sich von Tag zu Tag besser, leichter, freier, fast schon euphorisch. Sie schliefen besser, hatten Appetit auf das frugale Essen, dem ich mich immer mehr entzog und dadurch wiederum zu ihrem Frust viel schneller abnahm.

Am Ende fühlten wir alle uns »pumperlgsund«, wie die Bayern und Österreicher sagen. Mir hatte die Ärztin diesmal eine vor allem das Immunsystem stärkende Behandlung mit entsprechender Medikation zuteil werden lassen, einige Pillen und Tinkturen sollte ich eine Zeit lang weiternehmen. Die Damen freuten sich über ihr Aussehen, über die glatte, reine und zarte Haut, verschwundene Falten, weniger Gewicht und dank Yoga einen ungewöhnlich beweglichen Körper – insgesamt ein prima Gefühl. Alle waren sich sicher, etwas wahrhaft Gutes für Körper, Geist und Seele getan zu haben. Bei meiner Kollegin, die nicht unmittelbar wieder in Stress zurück musste, hielt dieser Effekt noch gut zwei Jahre an. Ayurveda hatte neue Anhängerinnen gewonnen.

Wieder gab es zum Abschied eine Hummerkrabben-Völlerei bei der Ärztin zu Hause und beim tränenreichen Lebewohl das Versprechen, bestimmt wieder zu kommen. Zumal Dr. Sudha in Aussicht stellte, dass dann vielleicht schon eine neue Klinik mit allem Komfort bereitstehen würde. Denn das bisherige Provisorium hatte doch einiges zu wünschen übrig gelassen. Nur zwei Toiletten bei mehreren Enema-Patienten, das führte zuweilen zu peinlichen Problemen. Und auch die Lage in der versmogten Großstadt konnte auf Dauer wohl nicht gerade kurfördernd sein.

Es gab dann noch einen weiteren Festschmaus, Folge meiner ersten Ayurveda-Reise. Im Jahr davor hatte ich auf der Bustour ohne Windschutzscheibe durch die Wüste von Rajasthan eine bengalische Familie kennen gelernt. Der Mann hatte mich nun in der Klinik besucht, dabei meinen »Harem«, wie er es anerkennend nannte, bewundert und uns allesamt eingeladen. Sein Haus lag im Hauz Khas Village, einem neuen In-Stadtteil im Süden Neu-Delhis, und dort gab es dann, gekocht von seiner gut aussehenden Ehefrau, das wohl köstlichste indische Dinner, das ich je auf dem Subkontinent erlebte, ein wahrer Schmaus nach den ayurvedischen Diätwochen. Da ahnten wir noch nicht, was dreien von uns bevorstand, auf einer Reise, die wir am nächsten Morgen antraten.

Es ging wieder durch das farbenprächtige Rajasthan, diesmal zu fünft im Ambassador, dem robusten indischen Allerweltsauto aus einer britischen Produktion der fünfziger Jahre. Höhepunkte waren diesmal Chittorgarh mit einer der größten zum Teil noch erhaltenen Festungsanlage Indiens, der Mount Abu auf über tausend Metern kühler Höhe mit seinen schier unbeschreiblichen Dilwara-Tempeln der Jain-Religion. Die sind weltberühmt wegen ihrer überirdisch zart ziselierten Marmorarbeiten, die auch Fenster und Türen ersetzen und bei Sonnen- oder Mondschein im Inneren der Tempel wahre Lichterzauber entfalten. Leider darf man dort nicht fotografieren, und die Besichtigungszeiten sind auf wenige Stunden beschränkt.

Dann noch Udaipur, das Venedig des Ostens. Dort steht über einem aufgestauten See von drei mal vier Kilometern der imposante Stadtpalast des Maharadschas Udai Singh, heute ein Museum mit exquisiten Schätzen. Und mitten im See befindet sich der romantische Lake Palace, jetzt eines der prächtigsten und teuersten Luxushotels in ganz Indien. Millionen Menschen weltweit kennen es aus dem James-Bond-Film »Octopussy«, dem der Hotelpalast als exotische Kulisse diente. Leider geriert man sich mittlerweile so exklusiv, dass Touristen sich nicht mal mehr mit dem Boot dorthin rudern lassen können, um einen Tee zu trinken, da man für das Betreten der Insel einer individuellen Einladung bedarf. Vor dreißig Jahren hatte ich da noch für weniger als hundert Mark fürstlich übernachtet, und jeder durfte rein.

Auf dieser an prächtigen Eindrücken so reichen Rundreise passierte etwas, was mittelbar auch mit Ayurveda zu tun hatte – und der Empfehlung, touristische Abenteuer, auch Strandleben, schon vor der Kur zu genießen. Denn Infektionen oder kleine Unfälle danach, auch das Salzwasser des Meeres, könnten Behandlungsergebnisse beeinträchtigen.

Auf der Fahrt aßen wir einmal, da uns die im ländlichen Rajasthan übliche vegetarische Küche langsam über war, ein Hähnchen, das extra für uns organisiert, bei einer Garküche an der Straße geschlachtet und gegrillt wurde. Es war nicht ganz durchgebraten, das merkten wir wohl, maßen dem aber keine Bedeutung bei. Die Folge war nach wenigen Stunden heftige Übelkeit, Erbrechen, Durchfall und Fieber – zumindest bei den Frauen. Bei mir normalisierte sich nach zweimaligem allerdings peinigendem Durchfall bis zum anderen Morgen wieder alles. Vielleicht hatte sich mein Immunsystem doch nachhaltiger erholt, als die Ärztin geglaubt hatte, oder mein Körper hatte schon zu oft mit dergleichen fertig werden müssen.

Aber die beiden waren richtig krank, nahmen tagelang Medikamente, hatten zum Teil Schüttelfrost zum Fieber und fühlten sich wie ausgespuckt. An einen Abbruch der Reise war nicht zu denken, der nächste Flugplatz lag hunderte Kilometer entfernt. Also ging es weiter – unter Schmerzen und oftmaligem Anhalten, um sich in die womöglich schlangen- oder skorpionverseuchten Büsche zu schlagen, was sicher auch nicht zum Wohlgefühl beitrug.

Aber irgendwann wurde es doch wieder besser und die Fahrt nahm noch ein gutes Ende. Über die Ursachen der jähen Attacke auf die gerade stabilisierte Gesundheit befragt, zuckten Ärzte die Schultern. Das könne so vieles sein in den Tropen, am wahrscheinlichsten sei das Huhn salmonellenverseucht gewesen. Nichts allzu Ernstes also, aber der gewohnte Ayurveda-Effekt schien doch beeinträchtigt.

Ein Stuhl auf drei Beinen

Der Osten ist der Osten, der Westen ist der Westen, und niemals können die beiden zueinander finden.

Rudyard Kipling, Autor des »Dschungelbuches« und Barde des Britischen Empires

»Die Wissenschaft von Ayurveda basiert auf der Anerkennung von sechs fundamentalen *Padarthas* oder existenziellen Prinzipien. Das sind *Dravya* (Kategorien des Seins, 9 Typen), *Guna* (Eigenschaften, 41 Typen), *Karma* (Tätigkeiten, 5 Typen), *Samanyana* (Gattungsprinzipien), *Visesa* (Unterscheidungsprinzipien) und *Samavaya* (Unzertrennliches Prinzip).«

Alles klar? Ich hab kein Wort davon verstanden, kann ja auch kein Sanskrit. Derlei Rätseln begegnet man oft in ayurvedischen Werken, wann immer es um die Theorie geht. Dieses stammt aus dem Buch »Challenging The Indian Medical Heritage« von Darshan Shankar und P. M. Unnikrishnan. Dem folgen Begriffe wie *Aptopadesa,* Wissen durch die Lehre von Sehern, die eins mit der Natur sind, oder *Rupa,* wie durch ganzheitliche Normen die Entstehung von Krankheiten verstanden werden kann.

Muss ich so etwas als Ayurveda-Patient wissen oder gar begreifen? Mit Sicherheit nicht. So wie ja auch bei uns keiner die fachmedizinischen Werke studiert, bevor er sich ins Krankenhaus legt. Abgesehen davon, dass die indische Wissenschaft vom Leben in all ihrer Vielfältigkeit unendlich komplizierter und Lichtjahre von der westlichen Gedankenwelt entfernt ist.

Also sollte Ayurveda, wenn überhaupt möglich, so erklärt werden, dass auch ein medizinischer Laie begreifen kann, was dahinter steckt. Das ist schwer genug. Dass dabei vieles vereinfacht werden muss, manches auch verloren geht, lässt sich nicht vermeiden. Aber es war nie die Absicht dieses Buches, Experten etwas Neues zu bieten oder mit ayurvedischem Exklusivwissen aufzuwarten. Es will potenziellen Heilungssuchenden praktische Hinweise geben und eigene Erfahrungen vermitteln, mit ein wenig indischem Kolorit dazu, das dem Verständnis des schwer fassbaren Umfeldes dient, in das man sich bei einer solchen Kur womöglich das erste Mal begibt.

»Patienten brauchen sich nicht dem spirituellen Glauben zu unterwerfen, aus dem Ayurveda stammt. Sie sollen nur offenen Wesens und mit dem ehrlichen Wunsch kommen, geheilt zu werden«, empfiehlt die ceylonesische Ärztin Dr. Shanta Godagama, die vor allem mit europäischer Kundschaft zu tun hat. So habe ich es immer gehalten und bin bisher gut damit gefahren. Ich kam dorthin mit der Bereitschaft, mich in die so sehr andere Welt des Ayurveda so gut wie möglich hineinzuversetzen, darauf zu vertrauen, dass die Ärzte und Therapeuten wissen, was sie tun, auf einen Erfolg zu hoffen, ihn aber nicht als naturgegeben vorauszusetzen. Ihre Regeln brach ich so wenig wie möglich. Insgesamt meine ich, soll man sich einfach hineinfallen lassen. Wem das Ganze von vornherein verdächtig oder zuwider ist, der wird auch keine Heilung finden.

Der grundlegende Unterschied zur Schulmedizin, die natürlich genauso notwendig und auf vielerlei Gebieten Ayurveda überlegen ist, mag der prinzipiell andere Zugang zu Patienten und Krankheit sein. Der Ayurveda-

Arzt schaut nicht als Erstes auf die Symptome einer Krankheit. Er sieht immer den ganzen Menschen vor sich und will – es ist vom Prinzip her eine Immuntherapie – dessen Körper und Geist helfen, sich selbst zu heilen.

»Bei euch im Westen will die Vorzimmerdame zuerst die Dollarscheine oder die Versicherungskarte sehen, bevor ihr überhaupt zum Doktor dürft«, lästerte der Ayurveda-Professor Dr. L.M. Singh von der nepalesischen Tribhuvan-Universität in Kathmandu auf einem internationalen Kongress. »Der Arzt fragt nach den Beschwerden, verschreibt ein Medikament, kümmert sich aber weiter nicht um den Patienten, die Ursachen, die hinter der Krankheit stecken könnten. Den Facharzt interessiert nur, was sein Fachwissen betrifft, auch er forscht nicht weiter nach, wo der Ursprung des Leidens liegen könnte. Wir dagegen sehen uns zuerst den ganzen Menschen an, dann erst seine Symptome, verordnen eine Therapie, führen sie durch, und als Letztes kümmern wir uns ums Geld«, preist er sein System. Aber das stimmt wohl auch nicht mehr so ganz.

Manche Ayurveda-Resorts in Asien verlangen schon Vorkasse, bevor der Patient überhaupt anreist. Auch Amerikas bekanntester Ayurveda-Apostel Deepak Chopra will gewiss Geld sehen, bevor er das Seine tut, das er so beschreibt: »Der ayurvedische Arzt fragt nicht, welche Krankheit hat der Patient? Sondern wer ist er, wie steht's um *Prakriti*, seine angeborene Natur, welche *Vikruti*, Störung seines Gleichgewichtes, hat sich eingeschlichen?«

Ayurveda-Ärzte unterstehen theoretisch einem uralten ethischen Kodex, der allerdings heute nicht mehr genau definiert ist und dessen Bruch in unserer Zeit wohl auch keine drastischen Sanktionen mehr folgen. Da wird heutzutage meist nicht allzu viel Unterschied zum Umgang mit dem hippokratischen Eid der Schulmediziner bestehen. Nach ihrem Kodex sollen Ärzte und Heiler auch streng darauf achten, dass die von ihnen verschriebenen Medikamente keinen Schaden verursachen und nebenwirkungsfrei sind. Aber auch das können sie sicher nicht mehr immer garantieren. Kräutergärten, in Sri Lanka oft Touristenfallen mit überteuerten Produkten, liegen teilweise direkt neben viel befahrenen Straßen oder im Windschatten schadstoffreicher Industrieanlagen.

Verglichen mit westlichen Medikamenten, die sicher in sauberem Umfeld hergestellt werden, deren Beipackzettel aber trotzdem vor Dutzenden oft scheußlicher Nebenwirkungen bis zum letalen Ausgang hin warnen müssen, sind die Kräuter sicher immer noch eher harmlose Mittel. Zumal bei chemischen Medikamenten die Verantwortung mit der nichtssagenden Floskel »Fragen Sie Ihren Arzt oder Apotheker« wohlfeil auf ahnungslose Verbraucher abgeschoben wird.

Doch zurück zur Philosophie des Ayurveda. Dessen Universum besteht, wie schon erwähnt, aus fünf *Mahabhutas,* Elementen: Luft, Erde, Feuer, Wasser und Raum (auch als »Äther« übersetzt). Der Raum war das Erste, aus kosmischen Vibrationen entstanden. Die wiederum schufen Luft. Aus Reibungen der beiden entwickelte sich Feuer. Hitze und die anderen Elemente ließen Wasser fließen, das sich schließlich zu Erde verdickte. So entstand in der ayurvedischen Version die Welt. Sie ist, da die Wissenschaft insgesamt noch immer keine plausible Erklärung dafür gefunden hat, so gut oder schlecht wie so manch andere Urknall- oder Schöpfungstheorie.

Da Natur und Mensch eins sind, entsprechen seine fünf Sinne den Urelementen. Der Gehörsinn (Ohr) wird Äther zugeordnet, Luft gilt als Element des Tastsinns (Haut),

Feuer erzeugt die optische Wahrnehmung (Auge), Wasser entspricht dem Geschmackssinn (Zunge) und die Erde dem Geruchssinn (Nase).

Grundlage der Gesundheitslehre sind drei den Körper beeinflussende Faktoren, die Doshas. Das Sanskrit-Wort kann sowohl Kraft und Stärke wie auch Fehler oder Defekt bedeuten, ist wörtlich jedenfalls unübersetzbar. Die Doshas sind ererbte Energien, die jeweils zwei der fünf Elemente repräsentieren, sie werden Vata, Pitta und Kapha genannt.

Vata, wörtlich übersetzt mit »Winde«, besteht aus Raum und Luft, wird mit leicht, trocken, beweglich und kalt beschrieben. Pitta heißt Galle, ist das Dosha von Feuer und Wasser und gilt als scharf, heiß, beweglich, ölig und flüssig. Kapha, übersetzt Schleim, ist eine Kombination von Wasser und Erde, es ist ölig, schwer, fest, träge, glatt. Vata repräsentiert Dynamik, Antrieb, Bewegung. Pitta steht für Veränderung, Aktivität, Begeisterung. Kapha bedeutet Ruhe, Stabilität, Bewahrung. Menschen mit nur einem ausgeprägten Dosha sind in der Minderheit. Die meisten sind Mischtypen aus zwei Doshas, bei wenigen sind alle drei annähernd gleich vertreten.

Nach all dem verwirrenden Stoff mag eine persönliche Anekdote nicht schaden, auch wenn sie banal scheint. Als ich mich mit Doshas zu beschäftigen begann, kam mir etwas in den Sinn, was mir meine Mutter schon in früher Kindheit erzählt hatte. Als sie mit mir schwanger war, wollte eine Zigeunerin ihr wahrsagen. Wie üblich prophezeite sie, die Mutter werde viel Freude mit ihrem Kind haben, das ein Sohn werde (stimmte). Sie müsse bei dem Buben vor allem auf »Feuer und Wasser« achten. Ich bin, zumindest nach den ersten Diagnosen und meinen eigenen Tests, ein Pitta-, also Feuer-Wasser-Typ. Die Zigeuner stammen erwiesenermaßen ursprünglich aus Indien. Sollte ich womöglich schon im Mutterleib meine erste Begegnung mit dem Wissen vom Leben gehabt haben?

Nicht ernst nehmen, ich tue es auch nicht. Als Erwachsener machte ich einen Scherz daraus. Mutter hätte das wohl missverstanden. Die Zigeunerin habe wahrscheinlich »Feuerwasser« gemeint, vor dem man sich in Acht nehmen solle. Darüber konnte sie, meinen gelegentlichen Hang zu scharfen Sachen im Sinn, gar nicht lachen.

Einteilungen der Menschen wie in die *Tridoshas* gibt es nicht nur bei Ayurveda. Vata-Menschen sollen schlank und grazil sein, Pitta-Typen mittelgroß, normal, Kaphas schwer und plump. In unserer Medizin wäre die entsprechende Einteilung leptosom (schlank), athletisch (kompakt) und pyknisch (dicklich). Oder auch sanguin, cholerisch und melancholisch.

Aber bei Ayurveda geht alles noch schier unendlich weiter, muss alles noch viel komplizierter sein. Vata befindet sich im Darmtrakt und den Fortpflanzungsorganen, Pitta sitzt in Leber, Galle und Bauchspeicheldrüse sowie in Teilen des Magens, Kaphas Domäne sind das Herz und die Atemwege. Störungen zwischen ihrer Balance, *Vikritis* genannt, führen zu Krankheiten. »Man kann die Doshas mit einem Stuhl auf drei Beinen vergleichen«, doziert Dr. Suresh Kumar, Chefarzt einer indischen Ayurveda-Klinik. »Wenn einer bricht, fällt der Stuhl um. Sind die Beine verschieden lang, wackelt er.«

Jedes Dosha hat noch fünf Untertypen, deren Sanskrit-Namen wir uns ersparen wollen. Auch jede dieser Feinabstimmungen erzeugt, in Konflikt mit einer anderen geraten, Beschwerden. Alle drei Doshas und fünfzehn ihrer Zweige sollen also ausbalanciert bleiben oder werden, damit der Mensch gesund ist oder wieder wird.

Nicht nur der Körper, auch der Geist hat seine eigenen Qualitäten. Ein *Sattva*-Bewusstsein ist das Höchste, was der Mensch erreichen kann. Sattva-Typen haben nur reine und positive Gedanken, Selbstvertrauen, tun keinem anderen etwas an. Sie sind sozusagen makellos, »wie wir selbstverständlich alle«, würzte ein indischer Arzt seinen Vortrag darüber mit einem Scherz. Der *Rajas*-Typ ist leidenschaftlich, gereizt und gewalttätig, weder mit sich noch mit der Welt zufrieden. Mit geistiger *Tamas*-Konstitution ist einer primitiv, passiv, ignorant, voller destruktiver Gedanken, mithin das Letzte.

Wie wird wer was? Nicht durch ayurvedische Salbungen jedenfalls. Obwohl die Lehre auch da weiterhilft. Um ein *Sattvic*, ein edler Mensch zu werden, soll man rein ayurvedische Kost zu sich nehmen, ohne Reizmittel wie Alkohol (der ist tamasisch). Yoga praktizieren, meditieren, dem Pfad Buddhas folgen. Also letztlich ein Sadhu, ein Heiliger, werden, allen menschlichen Begierden und Leidenschaften entsagen. Wer das nicht schafft, und das werden wohl die meisten von uns sein, sollte immerhin versuchen, so viel wie möglich Tamasisches und Rajasisches aus Geist und Seele zu entfernen, da beide Konstitutionen krank machen.

Das ist aber noch längst nicht das Ende der körperlich-geistig-seelischen Komponenten, die für ein gesundes Leben bedeutsam sind. Ayurveda nennt noch die sieben *Dhatus*, die aufbauenden Elemente des Körpers, Gewebe, die auch von unseren Essgewohnheiten abhängen. Es sind dies *Rasa* (Lymphe), *Rakta* (Blut), *Mamsa* (Muskeln), *Meda* (Fett), *Asthi* (Knochen), *Majja* (Knochenmark), *Sukra* (Fortpflanzungsorgane). Jedes dieser Dhatus produziert wieder diverse Untergewebe, siehe oben.

Und: All dieses zusammen wird von *Srotas*, dem Kanalsystem des Körpers, in Fluss gehalten. Dazu gehören Luft- und Speiseröhre, Magen und Darm, Adern und Lymphgefäße, Harnwege und Schweißdrüsen. Drei dieser Kanalsysteme transportieren die drei *Malas*, die täglichen Körperausscheidungen, Kot, Urin und Schweiß. Aber nicht alles wird ausgeschieden. Zurück bleibt, was da gar nicht mehr sein sollte, *Ama* genannt. Das sind Schlacken, Schadstoffe und Gifte, die durch ungesunden Lebenswandel, Völlerei, Trunksucht, aber auch seelische Gebrechen entstehen können, wie nach ayurvedischer Ansicht überhaupt fast die Hälfte aller Leiden aus körperlichem oder seelischem Stress entsteht. Da Ama nicht über die Srotas ausgeschieden wird, entstehen Krankheitsherde, die nur durch eine intensive Reinigungskur wieder abgebaut werden können. Frauen haben übrigens sechzehn Srotas, zwei mehr als Männer, nämlich zusätzlich ihre Milch- und Menstruationskanäle.

Doshas, Dhatus, Srotas und Malas machen zusammen den Menschen und seine Funktionen aus. Wird deren Gleichgewicht gestört, ist zu viel Ama, Giftstoff, im Organismus geblieben, wird man krank. Dazu gibt es noch eine Menge anderes Bedenkenswertes, das in einem späteren Kapitel angesprochen wird. Fürs Erste mag es genügen.

Ehrlich gesagt, ich weiß nicht, wie viel davon wirklich wichtig sein könnte für den Menschen, der Heilung von seinen Gebrechen sucht bei einer Alternativmedizin, die viel verspricht und auch schon viel erreicht hat. Meine Zuckerkrankheit ist jedenfalls weg, durch Ayurveda, durch nichts sonst, denn schulmedizinisch ließ ich mich gar nicht dagegen behandeln. Und auch noch eine ärgere Heimsuchung, Depressionen, eindeutig diagnostiziert und zunächst mit schweren Psychopharmaka behandelt, verschwanden Jahre später nach einer dreißigtägigen gezielten Ayurveda-Behandlung inklusive Yoga, Tai-Chi, Meditationen mit einem buddhistischen Mönch, zu dem es eine spontane Bindung gab, Akupunktur und dem üblichen Panchakarma. Ohne psychologische Begleitung, auch ohne weitere Medikamente. Nach Jahresfrist kehrten depressive Schübe schon mal wieder, ließen sich aber wirksamer behandeln und gaben Anlass zu einer erneuten Ayurveda-Kur.

Insgesamt hege ich, natürlich kein ayurvedisch Ausgebildeter, durchaus Zweifel, was die so überaus komplizierte, mythologisch befrachtete Theorie dieser Gesundheitslehre in der Praxis für eine Rolle spielt, zumindest was ihre heutige Anwendung betrifft. Ich glaube einfach nicht, dass alle Ayurveda-Ärzte in den wenigen Wochen die ihnen fremden Patienten tatsächlich nach all dem, was sie in vielen Jahren lernen mussten, intensiv und konsequent behandeln. Das wäre viel zu aufwendig und würde vermutlich beide, den Doktor und den Patienten, überfordern.

Warum solche Zweifel? Nun, von Anfang an wusste ich einiges über die Doshas und wie wichtig sie für die Behandlung seien. Es gab ja Kapha-Tee oder Vata-Essen oder Pitta-Massagen. Das Dosha jedes Patienten sowie dessen Störung galt als Grundlage für seine Behandlung und die ihm verabreichten Medikamente. Das Dosha bestimmt der behandelnde Arzt unter anderem per Pulsdiagnose. Mit seinen drei Fingern am Handgelenk, dem linken beim Mann, dem rechten bei der Frau, stellt er die individuellen Eigenheiten des Pulsschlages fest. Beim Vata-Typ bewegt sich der Puls wie eine Schlange. Pitta-Puls hüpft wie ein Frosch. Kapha-Menschen haben einen »Schwan-Puls« mit langen Abwärts- und kurzen

Aufwärts-Bewegungen. Diese Pulsarten lassen sich per elektronischen Impulsen nachweisen. Natürlich gibt es auch dabei wieder Zwischentypen, die nicht so präzise zu identifizieren sind, wohl aber kann der geübte Diagnostiker angeblich auch Krankheitsherde herauslesen.

Grundlage der Pulsdiagnostik ist folgende Überlegung: Jede Zelle schickt ihre Signale via Blut ans Herz. Das gibt die gesammelten Informationen an den Puls weiter, wo sie decodiert werden können und so Störungen in den Organen melden. Auch bei Ayurveda-Ärzten ist die gesamte Pulsdiagnostik nicht unumstritten, obwohl sie ja als eine der Grundlagen ihrer Praxis gilt. Manche meinen, man könne daraus nur die Doshas, deren Störung und Hauptsymptome einer Erkrankung feststellen. Andere schwören darauf, dass erfahrene Ärzte die genaue Ursache von akuten, aber auch lange zurückliegenden Leiden aus dem Puls herausfühlen können – und es gibt beeindruckende Beispiele dafür, ich habe so etwas selbst erlebt. In Ayurveda-Büchern werden immer wieder nachgewiesene Fälle dokumentiert, in denen ein Arzt über den Puls längst erledigte Erkrankungen erfühlen konnte, die ja auch durch Antikörper im Blut noch nach Jahrzehnten nachgewiesen werden können. Die Pulsdiagnose sozusagen als eine Art menschliches EKG.

Und doch sind meine eigenen Erfahrungen zwiespältig, geben mir einigen Grund zum Grübeln. Bei meinen Kuren bekam ich von anerkannten Experten mehrere unterschiedliche Auskünfte über meine Doshas. In Delhi war ich ganz zweifelsfrei ein Pitta-Typ. Dazu viel Vata, weniger Kapha, dreimal hintereinander. Später, in Kerala, näherte sich Vata, sodass ich als Pitta-Vata-Typ eingestuft wurde, Kapha nach wie vor hinten an, was mich nicht störte, sollten doch die Kuren allzu große Differenzen ausgleichen, und vielleicht hatten sie das schon geschafft. In Sri Lanka aber erklärte mich ein Arzt von allererster Reputation zum Kapha-Typen. Auf meinen Einwand und Hinweis auf vorherige Erfahrungen, die auch besser mit meinen persönlichen Antworten auf Fragen-Tests übereinstimmten, stellte er lapidar fest: »Ihr Puls ist jetzt Kapha.«

Das von einem Doktor, der alle möglichen Ayurveda-Titel trug, der nach einer intensiven Gesamtuntersuchung mehr oder minder alle meine gegenwärtigen und vergangenen Leiden auflistete, inklusive einer mehr als fünfzig Jahre zurückliegenden Gehirnhautentzündung, Gicht, Hepatitis, Lungenentzündung, Nieren- und Gallensteinen, Verletzungen der Wirbelsäule, Tropenkrankheiten und noch viel mehr, wovon ich ihm vorher nichts gesagt hatte.

Was soll ich davon halten? Da die Behandlung auf die Doshas ausgerichtet wird, werde oder wurde ich womöglich aus traditioneller ayurvedischer Sicht da oder dort gar nicht dem Typ entsprechend behandelt. Dem widerspricht wiederum der objektiv feststellbare Erfolg, der durch große Blutuntersuchungen bei meinem Internisten unmittelbar vor und nach einer dreiwöchigen Ayurveda-Kur untermauert wurde. Mein zweiter Laborbefund war laut Auskunft des durchaus beeindruckten Arztes der eines gesunden jungen Menschen, alles im grünen Bereich, ohne die üblichen Spuren meines ganz und gar nicht gesunden Lebenswandels. Wie passt das zusammen?

Kürzlich konnte ich auf einer Tagung ein rundes Dutzend hochkarätiger zumeist indischer Ayurveda-Kapazitäten mit dem Problem konfrontieren. Die Herren waren sich auch nicht einig. Die Dosha-Bestimmung sei im

Einzelfall oft schwierig, besonders wenn es sich um einen Mischtypen handle. Streng genommen müsse die Diagnose frühmorgens bei nüchternem Magen nach ruhigem Schlaf erfolgen. Natürlich könne nach zwanzigstündigem Flug und totalem Klimawechsel Verschiedenes durcheinander geraten. Notfalls müsse mehrmals unter wechselnden Umständen diagnostiziert werden. Vielleicht sei die Kapha-Diagnose auch darauf zurückzuführen, dass die gerade akuten Beschwerden kaphabedingt gewesen wären und damit durchgeschlagen hätten.

Auch keine letztlich befriedigende Auskunft, zumal ich zuletzt in Deutschland nach ruhiger Nacht morgens nüchtern als Pitta-Kapha-Typ eingestuft wurde. Eine Expertin klärte mich mal auf, dass die Doshas im Lauf eines Lebens durcheinander geraten könnten, besonders nach schweren Krankheiten oder im hohen Alter. Sie könnten sich aber natürlich auch durch besonders erfolgreiche Behandlung so angleichen, dass das ursprünglich vorherrschende Dosha in den Hintergrund gerate.

Ob die Ayurveda-Theorie mir da noch etwas schuldig ist oder ich das Ganze nicht hinreichend begreife? Ich weiß es nicht, glaube nach wie vor daran, dass ich ein vornehmlich von Pitta geprägter Typ bin. Da passt nämlich so gut wie alles bei bisher vielleicht einem Dutzend Fragebögen zu den Doshas, die ich so präzis und wahrheitsgemäß wie möglich beantwortete. Nur eins passt nicht: dass Pitta-Typen Hitze und Sonne scheuen. Beides mag ich nämlich besonders gern, was in Indien, wo möglichst blasse Hautfarbe gefragt und »fair«, also hellhäutig, bei Heiratsannoncen neben der Kaste die wichtigste Ansage ist, keineswegs als normal gilt.

Auf einer Reise, die uns in den Osthimalaja führte, unter anderem in die traumhafte Kulisse der Sommerresidenz britischer Kolonialbeamter und des berühmten Tee-Anbau-Gebietes Darjeeling, legte ich mich, da das Flugzeug einen halben Tag verspätet war, auf dem Flughafen von Bagdogra neben der Landebahn zum Sonnen hin. Ein Flughafenbediensteter meinte, mein Freund S. P. solle doch mal nachsehen, ob ich tot wäre und falls ja, mich schleunigst wegschaffen lassen.

Auf den nächsten Seiten haben Sie als Leser Gelegenheit, anhand von Eigenschaften und Fragen nach Ihrem Typ Ihr eigenes Dosha selbst zu bestimmen. Vielleicht bestätigt der Arzt bei Ihrer nächsten Kur Ihre Erkenntnisse. Wenn nicht, machen Sie's wie ich. Ich lasse mich trotz meiner Dosha-Zweifel ayurvedisch weiterbehandeln, solange es mir hilft.

Es gibt, wie gesagt, in all den ayurvedischen Veröffentlichungen, selbst schon im Internet, unzählige Fragebogen, anhand derer man selbst sein Prakriti, also seinen ayurvedischen Konstitutionstyp feststellen kann. Dieser wird durch die Doshas ausgedrückt. Oft sind es nur wenige Fragen, es gibt aber auch Listen mit bis zu hundert verschiedenen, die oft verwirren, den Patienten überfordern oder aus Eitelkeit zu fragwürdigen Auskünften verleiten mögen. Die Ayurveda-Abteilung der Habichtswald-Klinik in Kassel, von der noch zu berichten sein wird, hat einen vierundzwanzigteiligen Fragebogen ausgearbeitet, den Patienten vor der Aufnahme ausfüllen sollen, um beim Feststellen ihrer Doshas zu helfen. Er ist verständlich, relativ leicht objektiv zu beantworten und wird hier mit Einverständnis des Chefarztes der Klinik, Dr. Ananda Samir Chopra, wiedergegeben. Kreuzen Sie pro Zeile nur ein Kästchen an. Zum Schluss zählen Sie die Kreuze zusammen – die meisten Punkte ergeben Ihren Konstitutionstyp.

Name: .... **Datum:** ....

	VATA	PITTA	KAPHA
1.	Dünner und schlanker ☐ Körperbau, immer so gewesen; evtl. von ungewöhnlich kleinem oder hohem Wuchs	Mittlerer Körperbau, ☐ wohlproportionierte Erscheinung	Starker Körperbau, ☐ kräftige Statur
2.	Als Kind schlank ☐	Mittlere Größe als ☐ Kind	Plump oder eher ☐ pummelig als Kind
3.	Hervorstehende, ☐ leichte Gelenke; knacken bei Bewegung	Lockere und weiche ☐ Gelenke von mittlerer Größe	Wohlgeformte und ☐ starke Gelenke; in umgebendem Gewebe kaum sichtbar
4.	Schon immer ☐ trockene Haut, kühl, rissig	Tendenz zu ☐ geschmeidiger Haut, warm, Sommersprossen	Dicke, kühle, ☐ geschmeidige, weiche Haut
5.	Trockenes, ☐ widerspenstiges Haar, evtl. schwer zu frisieren; lockig	Weiches, dünnes, ☐ leicht fettendes Haar, glatt, Neigung zur Glatze, frühes Ergrauen	Fülliges, kräftiges ☐ Haar, leicht fett, wellig
6.	Niedrige Stirn ☐	Mittelhohe Stirn, ☐ möglicherweise mit Furchen	Hohe, große Stirn ☐
7.	Dünne, unregel- ☐ mäßige Augenbrauen	Regelmäßige, ☐ mittelstarke Augenbrauen	Buschige, starke ☐ Augenbrauen
8.	Kleine, aktive, runde ☐ Augen; tendenziell trocken	Durchdringende ☐ Augen von mittlerer Größe;Rötung durch Alkohol, Ärger oder Sonneneinwirkung	Große, ansprechende, ☐ feuchte Augen, lange Wimpern
9.	Schmale, ☐ unregelmäßige, trockene Lippen	Rote Lippen, ☐ gleichmäßig geschwungen	Große, volle Lippen, ☐ hell
10.	Zähne klein, dünn, ☐ unregelmäßig; grau	Zähne mittelgroß, ☐ gelblich; Kariesneigung	Zähne dick, ☐ regelmäßig geformt, weiß
11.	Hände feingliedrig, ☐ trocken, rau, oft kalt	Warme, muskulöse ☐ Hände	Grobe, fleischige ☐ Hände, geschmeidig
12.	Fingernägel dünn, ☐ brüchig, dunkel	Weiche, biegsame ☐ Nägel, nicht zerbrechlich, rosig	Dicke, starke Nägel, ☐ hell

	VATA	PITTA	KAPHA
13.	Körpergewicht: ☐ nimmt leicht Gewicht ab und schwer zu	Stabiles Körpergewicht, kann sowohl leicht zu- wie abnehmen ☐	Nimmt leicht zu und hat Probleme, wieder abzunehmen ☐
14.	Hastiger, fahriger Gang ☐	Schneller, zielgerichteter Gang ☐	Stabiler, langsamer Gang ☐
15.	Heisere, raue Stimme, schwach ☐	Mittlere bis hohe Tonlage der Stimme ☐	Dunkle, angenehme, melodische Stimme ☐
16.	Wechselhafter Appetit, isst eher geringe Mengen; kann sehr hungrig werden ☐	Guter Appetit, hungrig; kann schlecht eine Mahlzeit ausfallen lassen ☐	Regelmäßiger Appetit, isst gerne; kann problemlos eine Mahlzeit überspringen ☐
17.	Stuhlgang unregelmäßig, trocken, hart; Neigung zu Verstopfung ☐	Stuhlgang weich, locker, evtl. mehrmals am Tag ☐	Stuhlgang regelmäßig, geformt ☐
18.	Schlaf: kurz, gestört; schläft schwer ein ☐	Guter, leichter, erholsamer Schlaf ☐	Tiefer, langer Schlaf; kommt morgens schwer aus dem Bett ☐
19.	Gefühlsleben sehr wechselhaft, Stimmungsschwankungen; macht sich leicht Sorgen, ängstlich bei Stress ☐	Reagiert auf Stress schnell verärgert, reizbar; mutig ☐	Ausgeglichene Stimmungslage, stabil und zuverlässig; nicht schnell aus der Ruhe zu bringen ☐
20.	Geistig beweglich, aktiv; mag kreatives Arbeiten ☐	Durchsetzungsstarker Geist, gute organisatorische Qualitäten ☐	Langsamer, ruhiger Geist; hält sich gern an Gewohntes ☐
21.	Sehr gute, schnelle Aufnahmefähigkeit ☐	Gute Aufnahmefähigkeit ☐	Langsames Aufnahmevermögen ☐
22.	Kurzzeitgedächtnis gut, sonst eher schlechtes Gedächtnis, vergesslich ☐	Gutes Gedächtnis ☐	Ausgezeichnetes Gedächtnis, vor allem Langzeitgedächtnis ☐
23.	Kälteempfindlichkeit, warme Umgebungstemperatur wird bevorzugt ☐	Hitzeunverträglichkeit, bevorzugt kühle Umgebung ☐	Toleriert Temperaturschwankungen recht gut ☐
24.	Körperlich gern aktiv, beweglich, sehr schnell, jedoch nicht ausdauernd ☐	Sportlicher, athletischer Typ, leistungsstark ☐	Sportlich weniger interessiert, bevorzugt langsame, entspannende Aktivitäten ☐

Summe … … …

Konstitutionstyp: ....

Haben Sie Ihren Typ festgestellt? Also, wenn Sie mit all dem, was Sie in diesem Kapitel und bisher insgesamt erfahren haben, zu Ihrem nächsten Ayurveda-Arzt kommen, mag der sich wohl besondere Mühe mit Ihnen geben – oder über lästige Fragen wundern.

Zwischen Aids und Ayurveda

Krankheit entsteht dort, wo das Gleichgewicht der Kräfte gestört ist, im Körper, im Umfeld zwischenmenschlicher Beziehungen oder im Verhältnis zwischen Mensch und Natur.
Ayurvedische Krankheits-Definition

Meine dritte Ayurveda-Kur in Delhi war von einem traurigen Ereignis überschattet. Mein langjähriger Freund S.P., im gleichen Alter wie ich, war plötzlich verstorben. Von einer Recherche-Reise nach Varanasi, wie Benares, die heilige Stadt am Ganges heute heißt, kehrte er mit einer schweren fiebrigen Bronchitis nach Delhi zurück, gegen die sein Arzt nicht mehr ankam, zumal S.P. Antibiotika ablehnte. Der Doktor schickte ihn ins Krankenhaus. Dort diagnostizierte der gerade allein anwesende Assistenzarzt eine Herzattacke und verordnete starke Medikamente dagegen. Zwei Stunden später kam ein leitender Arzt zur wartenden Ehefrau, nahm ihr einen dicken Scheck für die Behandlung ab und sagte dann beiläufig, ihr Mann sei leider plötzlich an einem kardiologischen Schock gestorben. Am anderen Morgen wurde er nach Hindu-Tradition verbrannt, sodass keine zweifelsfreie Todesursache mehr festgestellt werden konnte.

S.P. hatte an einer Geschichte über Aids in Indien gearbeitet, die er zum Buch machen wollte. Es sollte das wahre Ausmaß der Epidemie im Land dokumentieren, das von öffentlichen Stellen konsequent verharmlost wurde und noch wird, obwohl Indien mit seinen über 1,1 Milliarden Einwohnern die höchste Zahl aller HIV-Infizierten der Welt hat, was außer wenigen Informierten im Lande und der Weltgesundheitsorganisation (WHO) niemand weiß oder wissen will. Vorhanden waren mehrere hundert Seiten exklusiver Feldrecherchen aus dem ganzen Land, Interviews mit Ärzten, Beamten, Vertretern der WHO und mit Aidskranken, die meist nicht einmal wussten, was sie da befallen hatte. Bestes Material, aber noch lange kein Buch.

Seine Witwe bat, ich möge mich der Sache annehmen und sehen, was man damit tun könne. Ich wollte nun versuchen, daraus doch noch ein Buch zu machen. Der bekannteste Aids-Arzt in Indien, nebenbei noch Generalsekretär der nicht regierungsamtlichen Indischen Gesundheitsorganisation, mit dem S. P. mehrfach eingehend über das Thema gesprochen hatte, konnte zur Mitarbeit gewonnen werden. Er schrieb das Vorwort. Auch ein früherer Kollege des Verstorbenen erklärte sich bereit zu helfen. Es konnte losgehen.

Zuvor erfüllte ich mir noch den lange gehegten Wunsch, einmal mit dem Auto durch das Herzland Indiens nach Khajuraho zu fahren, dessen Tempel mit zahlreichen gewagten erotischen Skulpturen beliebtes Touristenziel sind. Mit dem Flugzeug war ich schon mehrmals da gewesen. Nun aber wollte ich über Land dorthin, noch mal am weltberühmten Tadsch Mahal in Agra vorbei, dessen weißer Marmor immer mehr unter den Abgasen einer nahe gelegenen Raffinerie litt, und über Orchha, das mit seinen imposanten Tempeln und Palästen mitten im Dschungel am Betwa-Fluss liegt.

Als einer, der Indien alles zusammengenommen an die vier Jahre vom Himalaja bis zur Drei-Meeres-Spitze am südlichsten Ende bereist hatte, kannte ich Hunderte der zum Teil jahrtausendealten Kulturstätten, wusste gleichwohl, dass ich nie im Leben auch nur die wichtigsten Denkmäler der indischen Geschichte, die am Anfang der Menschheit beginnt und bis zu ihrem Ende reichen wird, zu Gesicht bekommen würde. Das Riesenland hat mehr davon als jeder andere Staat der Erde, womöglich, ich glaube das jedenfalls, sogar mehr als alle anderen zusammen.

Den Trip hatte ich auch unternommen, um diesmal dem Rat zu folgen, anstrengende Reisen vor und nicht nach der Kur zu unternehmen. Dafür verstieß ich zum Leidwesen von Dr. Sudha, die mich fast schon als Familienmitglied betrachtete und sich vom Tod meines Freundes erschüttert zeigte (»Warum ist er denn nie zu mir gekommen, er hätte nicht so früh sterben müssen«), während der Behandlung gegen ein anderes Gebot. Ich arbeitete.

Die Behandlung war gründlich und wohltuend wie immer. Auf meine Bitte konzentrierte sie sich auf die Zeit von 7 bis 16 Uhr. Von da an bis Mitternacht arbeitete ich an dem Buch. Zwar war mir die Materie nicht fremd, da ich schon früher an einem Band über die großen Seuchen mitgearbeitet hatte. Neu aber war, dass ich auf Englisch schreiben musste. Das gelang mir mit Hilfe eines medizinischen Lexikons (da stand auch »Enema« drin, was mich Jahre zuvor fast an Ayurveda hatte zweifeln lassen) so gut, dass eine Kollegin danach lästerte, ich sollte besser immer englisch schreiben, da meine Sätze in der fremden Sprache kürzer und damit verständlicher seien.

Die Ärztin mochte das ganz und gar nicht, da sie meinte, ich könne mich derart abgelenkt nicht genügend auf die Behandlung konzentrieren und diese könnten bei dem ganzen Stress nicht entsprechend wirken. Ich aber fühlte mich durchaus wohl dabei, die Arbeit machte mir Freude – und ein gesunder wacher Geist soll ja auch laut Ayurveda von Vorteil sein.

Wir unterhielten uns auch über die weltweit verbreitete, bislang unheilbare Seuche und auch darüber, ob Ayurveda da etwas bewirken könnte (Jahre später erst wurden ayurvedische Heilmittel tatsächlich in die Aidsforschung eingeschlossen).

Dr. Sudha sagte, natürlich kenne sie kein Kraut gegen bereits ausgebrochenes Aids, könne sich aber vorstellen, dass eine HIV-Infektion im Anfangsstadium beherrschbar sei und deren Ausbruch durch ayurvedische Behandlung vielleicht verhindert werden könne. Denn Aids sei eine reine Immunkrankheit und Ayurveda vom Prinzip her eine reine Immunmedizin. Bei intakten Körperfunktionen sei das Abwehrpotenzial der Zellen gegen HIV-Viren aktiv, die Risiken, dass diese Eindringlinge virulent würden, wären auf jeden Fall geringer.

Das Gleiche gilt übrigens für Krebs. Die historische Ayurveda-Lehre kennt naturgemäß keine Aids-Seuche, sie hat aber auch keinen eigenen Namen für Krebs, dementsprechend keine gezielte Behandlung präzise dagegen. Doch Tumore, gut- wie bösartige, werden von Ayurveda-Heilern seit jeher bekämpft. Ein Mittel aus der bei vielen Leiden angewendeten und bewährten Guggulu-Gruppe, speziell das Harz von Boswellia serrata, des Indischen Weihrauchbaums, wird in den letzten Jahren in der Jammu-Klinik am Südhang des Himalaja in Zusammenwirken mit deutschen Experten bei Krebserkrankungen getestet.

Bisherige Ergebnisse seien ermutigend, weiß Prof. Dr. Ammon von der Universität Tübingen zu berichten. Bei einer Sechs-Wochen-Kur in Jammu seien zum Teil dramatische Besserungen eingetreten, selbst bei Gehirntumoren zeigten fünfzig Prozent der getesteten Patienten positive Wirkungen. Aber es müsse noch systematisch daran weitergearbeitet werden, und leider fehlten die Mittel dazu, da große Pharmafirmen noch nicht für das Projekt gewonnen werden konnten. Und welcher europäische Arzt wolle sich schon damit lächerlich machen, dass er seinen Krebskranken »Weihrauch« verschreibe?

Dr. Nirmal Joshee von der amerikanischen Fort Valley State University wies bei der gleichen Gelegenheit, bei dem hochkarätig besetzten ersten Europäischen Ayurveda-Kongress in Castrop-Rauxel im April 2005, auf ein anderes indisches Mittel hin, das in der Krebsforschung erprobt wird: Scutellaria, in Amerika, wo es beheimatet ist, als »Mad dog« bekannt und schon von den Indianern als Heilkraut geschätzt. Bei uns heißt es Helmkraut. Es sei in der Immuntherapie äußerst wirksam, verdopple und aktiviere die T-Abwehrzellen im Körper. Versuchsweise werde es derzeit vor allem bei Gehirntumoren mit bereits vielversprechenden Ergebnissen eingesetzt.

So wie meine Lieblings-Bitterbirne bei der Aidsforschung. Vielleicht kommt es bei einer professionellen, vorurteilsfreien Zusammenarbeit von Experten beider Medizinrichtungen doch noch zu Durchbrüchen auch bei der Seuchenbekämpfung. Bei Diabetes bahnt sich die ja nach all den vergeudeten Jahren an.

Dr. Sudha bemühte sich bei dieser meiner dritten Kur besonders um mich, auf dass mir die täglich fast achtstündige Schreiberei möglichst nicht schade. Sie zeigte auch Vertrauen in die Schulmedizin, wenn es nötig schien. Als ich eines Tages heftige Schmerzen im Unterbauch bekam, deren Ursache sie auf Anhieb nicht feststellen konnte, schickte sie mich in Begleitung ihres

Mannes für alle Fälle zur nächsten Klinik. Dort führten zwei Ärzte eine eingehende Ultraschalluntersuchung durch, ohne direkt greifbares Ergebnis. Es könnte sich um den Abgang eines kleinen Steines aus der linken Niere, somit eine Kolik, gehandelt haben, sonst scheine alles okay. Das Ganze kostete dann zwanzig Mark, gleich an der Kasse gegen Quittung zu bezahlen. Die Ayurveda-Behandlung konnte danach wie gewohnt ihren Fortgang nehmen.

Zuweilen wurde sie auch durch heitere Episoden unterbrochen. Wie schon bei den früheren Aufenthalten schaute – in Abwesenheit ihres Ehemannes und der Ärztin – eine Nachbarin vorbei, um insbesondere mit den männlichen Patienten über Gott und die Welt – mehr über letztere und deren Versuchungen – zu plaudern. Da ich öfter der einzig vorhandene Kerl war, arteten die Visiten bis an die Grenze der Zudringlichkeit aus. Zumal sie mich trotz konsequenter Ablehnung immer von neuem zum Essen einlud. Sie koche die besten Currys, und hier bekäme ich ja doch nichts Vernünftiges zu essen, ein Mann wie ich brauche mehr. Ich erzählte schließlich der Ärztin davon, und die Nervensäge erhielt Hausverbot.

Ein andermal war offenbar ich der Störfaktor. Ein Inder kam mit seiner jungen Frau, die zur Behandlung, ich weiß nicht, woran sie litt, stationär in die Klinik aufgenommen werden sollte. Sie hatte schon alles für einen längeren Aufenthalt dabei. Als der Gatte meiner ansichtig wurde, ich kam gerade zur Behandlung im Morgenmantel die Treppe herunter, nahm er die Tasche wieder auf, packte seine Frau an der Hand und eilte mit ihr davon. Sein junges Weib und ein halbnackter Fremder unter einem Dach, das konnte und durfte nicht sein. Dr. Sudha sagte achselzuckend, die Frau werde wohl wiederkommen, wenn garantiert kein anderer Mann im Hause sei.

Mit Yoga hatte ich diesmal zunächst einiges Pech. Der erste Lehrer war ein israelischer Spätaussteiger aus derselben Sekte wie die Engländerin, der aber wohl noch selbst Yoga-Schüler war und kein guter dazu. Er wollte oder konnte mir keine Übung vormachen und war auch an meinen Darbietungen nicht sonderlich interessiert. Einmal fragte er mich, ob ich Gürtel trüge, womöglich eng geschnallt. Als ich bejahte, warnte er mich, das könne tödlich sein, da die inneren Organe so nicht wirksam arbeiten könnten. Da müsste ich freilich schon lange mausetot sein.

Als ich unter solchen Umständen auf Yoga verzichten wollte, schickte das Institut einen französischen Studenten, der das Training so ernst nahm wie einen Drill bei der Fremdenlegion. Meine Einwände, bestimmte Übungen könne ich wegen Unfallverletzungen, etwa des Rückgrats oder beider Arme, nicht bringen, hielt er für Ausreden und kujonierte mich weit über die Schmerzschwelle hinaus. Ich weigerte mich, so weiterzumachen und bekam endlich meine Engländerin wieder, die in einer Zweigstelle der Sekte im Süden Indiens gearbeitet hatte. Obwohl Vegetarierin und täglich Yoga übend, hatte sie etliche Pfunde zugelegt, aber das Training mit ihr war wieder ein Vergnügen und brachte auch wieder körperliche Ertüchtigung – umso wichtiger, als ich ja täglich acht Stunden still sitzend beim Schreiben mir den Rücken verkrümmte. Ich schrieb, ungewohnt, per Hand, da Schreibmaschinengeklapper nächtens die anderen Patienten gestört hätte und einen Laptop hatte ich (noch) nicht dabei.

Apropos andere Patienten. Eines Mittags schob sich

eine sehr gewichtige Person weiblichen Geschlechts durch die Tür, ließ ihre Koffer vom Taxifahrer nachbringen und stellte sich als Amerikanerin vor, die »schon alles« in Indien gesehen und erlebt habe, nur noch kein Ayurveda. Das wolle sie nun auch mal mitmachen. Die Ärztin sei ihr von Bekannten bei der Botschaft empfohlen worden. Wie ich denn hierher käme und das alles fände, es sehe ja eher primitiv aus. Die Behandlung preisend verzog ich mich in mein Zimmer. Bis mich wenige Stunden später eine immer lauter werdende Auseinandersetzung bei der Arbeit störte.

Die neue Patientin hatte, da sich bis zum mittleren Nachmittag nichts dergleichen ergab, lautstark nach Kaffee und Kuchen verlangt. Das gäbe es leider nicht, erklärte ihr der Majordomus höflich. Das habe es aber zu geben, forderte die Frau. Sie sei an Kaffee und Kuchen am Nachmittag ihr Leben lang gewöhnt, habe gewiss nicht vor, diesen schönen Brauch hier und jetzt aufzugeben.

Er habe das nicht, und sie dürfe es auch während der Behandlung nicht essen, bekräftigte der Inder. Sie wolle die Ärztin sprechen, aber sofort, verlangte die Amerikanerin. Die sei nicht da. Dann solle sie erscheinen, auf der Stelle. Der Mann rief seine Chefin an, schilderte ihr die Situation und wiederholte dann die Hausordnung: Gegessen und getrunken werde nur, was die Klinik dem Patienten vorsetze.

Da rastete die Dame aus, schrie, man solle ihr auf der Stelle ein Taxi besorgen und die Koffer herunterbringen. Wutentbrannt warf sie die Rupienscheine für etwa einen Tagessatz auf den Tisch und entschwand fluchend. Ich verstand nur noch »shit«, wandte mich achselzuckend dem Inder zu. Der wiegte den Kopf nach Art seiner

Landsleute hin und her und entschwand dann in die Küche. Abends sagte Dr. Sudha, wenn die Patientin nicht von selbst gegangen wäre, wäre sie hinausgeworfen worden. Wer so auftrete, habe bei Ayurveda nichts zu suchen, würde nur seine Behandlung und die der Mitpatienten gefährden.

Meine Spaziergänge weitete ich, Buch hin, Buch her, täglich aus und kam auf Feld und Flur immer wieder an festungsähnlichen Gemäuern mit bewaffneten Wächtern vorbei, die mich einsamen Wandersmann misstrauisch beäugten. Für einen Knast schienen mir die Anlagen zu klein, und so rätselte ich, was sich dahinter wohl verberge. Eine Woche später fand ich mich auf der anderen Seite der hohen Mauer wieder, über Bekannte eingeladen zum protzigsten Fest, das es außer bei neurussischen Mafia-Orgien geben mag: einer indischen Milliardärs-Hochzeit.

Die Tochter eines zweifellos jenseits aller Legalität operierenden Business-Moguls der Hauptstadt ehelichte standesgemäß den Sohn eines anderen milliardenschweren strikt steuervermeidenden Nabobs, beide aus der Schicht superreicher Inder mit eigenem Hubschrauber und Privatarmee zum Schutz des angehäuften Reichtums, der nun geradezu obszön zur Schau gestellt wurde.

Für den Anlass war die »Farm« des Brautvaters, wie der von einem turmbewehrten Wall umgebene Palast auf freiem Feld genannt wurde, zu einer Kulisse aus Tausendundeiner Nacht mit künstlichen Wasserfällen und Son-et-Lumière-Spektaktel aufgemotzt worden. In die ritt der Bräutigam, ganz in Weiß, auf einem Schimmel ein. Dahinter produzierte eine livrierte Kapelle ohrenbetäubenden dissonanten Krach. Umkränzt wurde der Zug von uniformierten Trägern mit Kristalllüstern, deren zahllose Lampen über tragbare Kabel gespeist wurden, die zu einem Generator auf einem Lkw führten, der den Schluss der von den Gästen laut bejubelten Prozession bildete.

Dann wurden vor dem Eingang des Herrenhauses Geschenke ausgetauscht. Deren Löwenanteil so wie auch die Millionen-Mitgift – unter anderem ein Mercedes S-Klasse für den Bräutigam – hat traditionsgemäß vom Brautvater zu stammen. Ein Grund, weswegen in Indien weibliche Föten häufig abgetrieben oder neugeborene Mädchen umgebracht werden und das Land daher einen erheblichen Männerüberschuss aufweist.

Bei dieser aktuellen Zurschaustellung des – gesetzlich übrigens verbotenen – »Dowry«-Unfugs bildete sich ein Kreis von Männern, die einander unter dem anschwellenden »Ah« und »Oh« der Umstehenden dicke Geldpakete in die Hände drückten. Verwandte der Braut beglückten so die Sippe des Bräutigams mit Paketen von Rupien, die, wie bei großen Summen üblich, von der Bank mit großen Klammern zu Zehntausender-Packen geheftet waren. Bis zu Dutzend solcher Banknoten-Klumpen auf einmal wechselten auf diese Art von einer Hand in die andere, insgesamt wohl fünf bis sechs Millionen, selbstredend alles Schwarzgeld.

Ich musste bei diesem schmuddeligen Geldtransfer an die Steine klopfenden Mütter denken, die man überall im Land, auch jenseits dieser Mauern, in glühender Sonne am Straßenrand ackern sieht, das Baby an der Seite, größere Kinder als Helfer dabei, für ein paar elende Rupien Lohn am Tag, die nicht mal fürs nötigste Essen reichen. Wieder einmal das eine und das andere Indien, dessen menschenverachtende Kontraste jeden, der das Land liebt, leider oft traurig und zornig stimmen können.

Davon gab es hier natürlich nicht die Spur. Die Frauen und Töchter der Neureichen in ihren golddurchwirkten Seidensaris hatten sich mit allem vorstellbaren Geschmeide behangen. Die Braut selbst, ungeheuer gestresst und gar nicht glücklich wirkend, brach unter der Last ihres Schmucks, gewiss etliche Kilos an zweiundzwanzigkarätigem Gold, Perlen und edlen Steinen, fast zusammen.

Es war Bollywood pur auf einem Feld nahe der Hauptstadt mit einem Büffet, das Tausende satt gemacht hätte. Zu später Stunde – einem friedlich verlaufenden Fest zuliebe – gab es auch noch Scotch satt für die Herren der Schöpfung, was mit lautem Hallo begrüßt wurde. Ich widerstand der Versuchung und widmete mich einer anderen sehenswerten Seite der Feier. Die Frauen, darunter viele junge Studienkolleginnen der Braut, formierten sich in ihren zauberfarbenen Saris, dem perfekten Make-up, ihren teils rückenlangen dichten blauschwarzen, oft blumendurchwirkten Haaren zu einem Bild von Schönheit und Grazie, das den ordinären Protz rundum schon fast wieder vergessen ließ. Ich musste an einen Kollegen denken, der nach dem ersten Besuch im Land geschwärmt hatte, er hätte noch nie so viele schöne Frauen auf einmal gesehen wie in Indien. Hier wäre er glänzend bestätigt worden.

Wieder zurück im Ayurveda-Alltag ging mir das Buch trotz der beklemmenden Materie leicht von der Hand, doch musste ich oft telefonieren und auch mehrmals die Woche in die versmogte Stadt, um etwas zu klären oder zu besorgen. So fand ich bei der Behandlung nicht die ungestörte Ruhe wie sonst, hatte aber trotzdem den Eindruck, dass sie half wie immer, verlor auch fast täglich mein übliches Pfund an Gewicht. Hilfreich war wohl, dass mich diesmal kein akutes Problem plagte und die Kur sich auf die Entschlackung und die »Rejuvenation«, die Verjüngung und Regeneration konzentrieren konnte, die auch Dr. Sudha längst in die Liste der ayurvedischen Wohltaten aufgenommen hatte.

Die Ärztin hatte die Gewichte der Behandlung etwas verlagert. Öfter als bisher waren Kopfmassagen mit Öl angesagt, welche die Durchblutung des Gehirns und dessen Aktivitäten verbessern sollten. Das brauche ich bei meiner Kopfarbeit, war die Begründung. Dem gleichen Zweck diente die überaus angenehme Shirodhara-Behandlung, die außerdem Stress abbauen, die Nerven stabilisieren und dem Körper ermöglichen sollte, seine natürlichen Heilmechanismen einzusetzen. Dabei wird ständig neu erwärmtes Öl in dünnem Strahl aus einem Tonbehälter, zuweilen auch aus einer Kokosnuss, über die obere Stirn hin und her geleitet, präzise 1,3 Sekunden pro Schwenkung, so schreibt es Ayurveda angeblich vor.

Dabei muss absolute Ruhe herrschen. Der Stirnguss wirkt wie eine besonders intensive Meditation, lässt einen bei gutem Gelingen wegtauchen von der Umgebung, die, so scheint es, gar nicht mehr da ist, so sehr ist man auf sich selbst konzentriert. Eine wahre Wohltat und überaus wirksam, wie ich noch oft erfahren durfte. Angeblich werden die Gehirnzellen damit gekräftigt, sogar neue gebildet. Das Öl wird nach jeder Behandlung sofort entsorgt. Man bekommt danach ein Kopftuch umgewickelt und soll sich eine Stunde lang vollständig ausruhen, am besten im Zimmer, ohne Sonnen- oder Windeinwirkung, möglichst auch ohne störenden Lärm. Die Behandlung darf nicht viel länger als zwanzig Minuten dauern und soll nach fünf Tagen unterbrochen werden. Manche Menschen bringt Shirodhara auch zum Lachen, zum Weinen oder zu sonstigen spontanen Gefühlsäußerungen, was mehr oder minder dazugehört. Für mich bleibt der Stirnguss die wirkungsvollste aller Anwendungen, ich bin ihm verfallen.

Eine weitere Behandlung, die mir wegen meiner chronischen Bronchitis und Sinusitis zuteil wurde, waren Inhalationen von Kräuterdampf, jeweils etwa zehn bis fünfzehn Minuten. Die Kräutermischung wird für jeden Patienten individuell zubereitet aus mindestens einem Dutzend frischen und getrockneten Pflanzen. Die Inhalationen ergänzen die unangenehmere Nasya-Behandlung, bei der scharfe Tropfen in die Nasen- und Nebenhöhlen gegeben werden, die den festen Schleim lösen, der dann in ein Gefäß ausgespuckt werden soll. Zuweilen wird dazu noch beißender Rauch aus einer angekokelten Rinde oder Kampferzigarre per Atmung in die Nase aufgezogen, was Hustenreiz und tränende Augen auslösen kann. Nach dem Ende der Prozedur soll man sich im Gegensatz zu den meisten anderen Behandlungen mehrere Stunden nicht hinlegen.

So vergingen die Tage mit acht Stunden Behandlung, acht Stunden Schreiben in einer fremden Sprache und acht Stunden Schlaf voller abenteuerlicher Träume. Das Ergebnis war perfekt. Das Buch war bis aufs letzte Kapitel fertig, auch ein Verleger gefunden, zu dem man in Indien fast Geld mitbringen muss, bevor er sich eines Manuskripts annimmt. Vor- und Nachwort prominenter heimischer Experten waren in Arbeit. Die Kur hatte trotz aller Bedenken gut angeschlagen, zumindest fühlte ich mich selbst so.

Etwas fehlte aber noch. Ich wollte den Aids-Arzt und Vorwortschreiber Dr. I. S. Gilada gerne persönlich kennen lernen, um mit ihm einige noch offene Fragen zu besprechen. Außerdem wollte ich ihm das Manuskript vorlegen und etwaige Fehler oder Ungereimtheiten erörtern, schließlich war er der unbestrittene Experte für dieses Thema im Lande. Also auf zum Flug nach Bombay, politisch korrekt Mumbai. Seit eine neue nationalistische Hindu-Regierung, von der Opposition als »Hindutva-Faschismus« bekämpft und von der städtischen Mittelklasse auch als »Kuh-Allianz« verspottet, angetreten war, waren die kolonialen Namen vieler Städte »hinduisiert« worden. Aus Kalkutta wurde Kolkata, aus Madras Chennai und aus der Kerala-Hauptstadt Trivandrum das zungenbrechende »Thiruvananthapuram«.

Der Aids-Arzt Dr. Gilada, ein blendend aussehender, überaus energischer und zupackender junger Arzt, saß in einem winzigen Büro im Zentrum der Achtzehn-Millionen-Einwohner-Metropole, die wegen ihrer etwa achtzigtausend Prostituierten als Aids-Hauptstadt Indiens gilt. Als ich zu ihm kam, war ein Patient bei ihm, ein Arzt-Kollege, der sich offenbar eine HIV-Infektion bei einer verheirateten Frau geholt hatte. Er erhielt eine Spritze und die Aufforderung, zu genaueren Untersuchungen des Stadiums der Infektion wiederzukommen. Eine präzisere Diagnose wollte oder konnte der Arzt ihm im Augenblick noch nicht stellen.

»Typischer Fall«, meinte Dr. Gilada zu mir gewandt. Der Patient habe, obwohl Mediziner, kein Risiko geahnt, da er nicht wusste, »wie weit unsere ganz normale heterosexuelle Gesellschaft schon mit dem Virus infiziert ist«. Nach seiner Schätzung waren es zu diesem Zeitpunkt, und das ist sechs Jahre her, etwa dreißig Millionen in Indien, mit explosionsartigem Anwachsen.

Dann nahm der Doktor mich mit in den Rotlichtbezirk von Kamathipura, wo etwa zwanzigtausend Prostituierte, darunter viele Jugendliche und Kinder, zum Teil aus Nepal oder anderen Nachbarländern herbeigeschleppt, für ein paar Rupien, umgerechnet kaum 1 Euro, ihre Dienste anbieten. Sie sind ein auf engem Raum zusammengeballter Mikrokosmos jenes Millionenheeres von Frauen und Mädchen in Indien, die hauptberuflich als »Sex Worker« ihre Groschen verdienen. Ein Drittel davon sind Kinder.

Das ist eine der Kehrseiten der indischen, damit auch ayurvedischen Gesellschaft, wo vorgeblich alles nach Reinem und Vollkommenem strebt. Aber auch in noblen Resorts Indiens und Sri Lankas werden alleinstehenden Kurgästen beiderlei Geschlechts bei Bedarf schnelle Gunstgewerbler(innen) oder ständige Begleiter(innen) für die Zeit der Behandlung angeboten. Obwohl ja Sex während der Kur eigentlich vermieden werden sollte.

Begründet wurde Kamathipura übrigens von der Kolonialmacht, um die Bedürfnisse der Soldaten Ihrer britannischen Majestät zu befriedigen. Und das in dem nach außen hin so prüden Viktorianischen Zeitalter. So viel über Moral, aber das ist wohl nirgendwo anders.

Im Rotlichtviertel besuchte der Doktor Patientinnen, die sich in verschiedenen Stadien der HIV-Infektion befanden oder schon an ausgebrochenem Aids litten. Er schätzt, dass mindestens die Hälfte von allen Huren des Viertels HIV-infiziert sind. Sie leben im oberen Stock der Häuser und Hütten, die den Herren des Gewerbes gehören. Unten in dem bei Betrieb nach der Straße hin meist offenem Raum, dessen Bettstelle durch einen Vorhang abgetrennt ist, geht der schnelle Verkehr ab. Oben inmitten oft mehrerer kleiner Kinder oder Babys kochen die Frauen, ihre Mütter oder Eunuchen die kargen Mahlzeiten aus Reis, Chapati, dem indischen Fladenbrot, manchmal auch dal, Linsen, dort waschen oder schminken sie sich.

Ein Mädchen, wunderschön im bunten Seidensari, vielleicht neunzehn Jahre alt, ließ sich von einer älteren Frau, wahrscheinlich einer ausgemusterten Hure, auf einem kleinen Balkon die Haare waschen und kämmen. Dann widmete sie sich professionell und mit offenkundiger Lust am Tun dem Schminken der Augen mit Khol, der Lippen mit leuchtend rotem Stift, des Gesichtes mit blassem Make-up und sah am Ende so aus, dass man mit ihr sogleich in die Oper hätte gehen können, und alle Männer hätten neidisch gelinst.

Aber das war die Ausnahme, ob sie auch schon infiziert war, weiß ich nicht, der Doktor besuchte sie jedenfalls nicht. Anderen sah man die Krankheit mehr oder minder stark an, sie sprachen sie aus wie »Edas«. Sie beteten zu ihren Göttinnen – es gibt ja auch welche speziell für Prostituierte – um Heilung von der Todesseuche. In Südindien ist es die Göttin Yellamma, der Huren in einer prächtigen jährlichen Feier ihre unmündigen Töchter widmen, auf dass auch sie »Devadasis«, Sklavinnen der Götter, würden. Dies ist die religiöse Umschreibung für gewerbliche Liebesdienerinnen, die ja traditionell auch den Tempelpriestern zu Diensten sein mussten.

Sozialarbeiterinnen aus der Organisation, deren Vorsitzender Dr. Gilada war, verteilten kistenweise Kondome und beschworen die Frauen, sie unbedingt zu benützen. Viele aber winkten resigniert ab, sagten in einem weinerlichen Singsang, alle wüssten doch, wie es wirklich zugehe. Freier prügelten sie, bis sie darauf verzichteten, andere zahlten nicht. Die Kerle wollten es nicht mit einem Gummi tun. Was sollten sie denn machen, sie müssten doch davon leben. Und daran sterben.

War Kamathipura schon deprimierend genug, so wurde es am Abend schauerlich. Der Doktor nahm mich mit auf seine allnächtliche Tour durch Krankenhäuser, in denen er akut Aidskranke betreute, und in eine Hinterhof-Sterbeklinik, wo längst hoffnungslose Fälle ihrem grausigen Ende entgegendämmerten. »Gegen Ende wirken die Viren bei uns stärker als bei euch in Europa und Amerika, wahrscheinlich, weil die Menschen ausgemergelter sind«, hatte mich der Doktor zuvor gewarnt. Aber es kam grauenhafter, als schlimmste Erwartungen sein konnten.

Da waren welche, die faulten in ihren dreckigen Betten vor sich hin wie Lepröse, wobei der Verwesungsprozess bei den Geschlechtsteilen zu beginnen schien. Eine in ihren Lumpen verkrümmte Gestalt fragte den Arzt mit zittriger Stimme, wann er denn endlich sterben dürfe. Anderen hatte die Seuche schon das Hirn zerfressen. Ein trotz des Endstadiums der Krankheit körperlich noch bärenstark wirkender Hüne ging auf den Doktor los. Warum ihn der von seiner Frau getrennt habe, die wolle nun auch nicht mehr mit ihm schlafen. Sie kauerte vor dem Zimmer, zusammengesunken, schien völlig verloren, konnte auch nicht mehr weinen, starrte nur mit erloschenen Augen vor sich hin. Sie hatte dem Mann, der offenbar noch Appetit hatte, sein Essen gebracht.

Der Arzt schüttelte den Mann ab, schrie ihn an: »Weißt du, wer ich bin?« Da sank der Riese schluchzend auf sein Bett, bettelte um eine Spritze, wollte dem Doktor die Hand küssen.

Als ich Ratten durch die dunklen Gänge huschen sah,

in denen es nach Fäulnis, Urin und Karbol stank, wo wimmernde Frauen an den Türen kauerten, von Schwestern, die alle langen Tage und Nächte in dieser Hölle ausharrten, getröstet, ohne wirklich Trost empfangen zu können, war mir nur noch nach Heulen und Kotzen zumute. Dantes Inferno kam mir in den Sinn. Ob er je solches Elend in Wirklichkeit gesehen hatte? Das reichte mir nun an Aids in Indien, gelesen, geschrieben und erlebt. Ich wollte nur noch weg, sofort.

Freunde hatten mir einmal erzählt, es gebe knapp hundert Kilometer nördlich von Bombay eine kleine Insel, bei der die schmutzig-dunkelgraue Arabische See vor der Stadt, in der Baden lebensgefährlich ist, wieder graublau würde und man darin sogar schwimmen könne. Vielleicht gäbe es dort auch noch den schönen Strand, obwohl dessen Sand von den Dörflern in Ochsenkarren regelmäßig weggekarrt würde.

Dort fuhr ich hin und landete in einer verwunschenen, ehemals portugiesischen Kolonialidylle mit einem einstigen Herrenhaus, jetzt Hotel guten alten Stils in einem Park am Meer. Es war zum Träumen schön. Man schwamm fast allein in der See, sonnte sich, trank abends im Park – auf der Terrasse herrschte Alkoholverbot – süßlichen Wein, den Nachfahren der Portugiesen in der Gegend selbst kelterten und von Kellnern ins Hotel schmuggeln ließen.

Jeunesse dorée aus der gehobenen Schicht der Wirtschaftsmetropole war zum »dirty weekend« mit Gespielinnen da und freute sich, mit einem hier ungewohnten Fremden Smalltalk zu machen. Über das neueste Handy, »In«-Pubs in London, Shopping-Flüge nach Dubai, wo die Rolex zum halben Preis zu haben sei. Und wie schade es wäre, dass man wegen des ewigen Krieges in

Kaschmir schon so lange nicht mehr zum Skifahren in den Himalaja jetten könne.

Ayurveda und Aids waren für diese Inder fern wie der Mond. Von beiden hatten sie kaum je gehört. Und null Interesse daran. Es war das andere Indien, jenes, das sich zurzeit über die Computer-Metropole Bangalore, über Bollywood, eine hektisch wachsende Wirtschaft und seine Atombombe darstellt. Die neue Großmacht von morgen.

Ayurveda und Schulmedizin

Ayurveda ist die vollständigste medizinische und gesundheitlich vorbeugende Wissenschaft, die es bis heute gibt.

Die indischen Ayurveda-Spezialisten Warrier und Gunawant

Obwohl vom Prinzip her Ganzheitslehre, wurde auch die ayurvedische Medizin schon von Anbeginn in acht Bereiche gegliedert. Für die Facharztreife auf diesen Gebieten ist heute ein dreijähriges Zusatzstudium nötig. Bei normalen Kuren spielt die Spezialisierung allerdings kaum eine Rolle. Die Fachgebiete sind:

- Chirurgie
- Hals-, Nasen-, Ohren- und Augenheilkunde
- Kunde des Geistes und der Seele
- Geburts- und Kinderheilkunde
- Toxikologie, das Wissen von den Giftstoffen und deren Wirkungen
- Die Lehre von Aphrodisiaka, sexuellen Stimulierungsmitteln
- Die Lehre vom langen Leben (was Ayur wörtlich übersetzt bedeutet)

Die Chirurgie, ursprünglich hoch entwickelt, mit Kopföffnungen, Kaiserschnitten bei Geburten, plastischen Operationen, etwa an der Nase nach Kriegsverletzungen, aber auch als Schönheitseingriff, sogar Organverpflanzungen schon vor Jahrtausenden, ist heute weitgehend in den Hintergrund getreten. Das kann die Apparatemedizin mit ihrer präzisen Technik bis hin zum Einsatz von Lasern besser.

Toxikologie ist wichtig für Behandlungsmethoden zur Entschlackung und Entgiftung des Körpers, aber auch bei der Verabreichung bestimmter giftiger Substanzen, wie Quecksilber oder anderer Metalle, ohne dass dies dem Organismus schadet.

Die ayurvedische Psychiatrie arbeitet eng mit Meditationstechniken, Yoga, aber auch astrologischen oder religiösen Lehren zusammen. Aphrodisiaka sind so alt wie die Menschheit und fast nirgendwo so vielfältig wie in der Hindu-Kultur. In der Praxis werden sie aber heute auch schon von den blauen Pillen der Chemie überholt, deren lokale (und für fünf Prozent des westlichen Verkaufspreises erhältliche) Produkte reißenden Absatz finden und emsig geschmuggelt werden.

Bleibt als wichtigster und profitabelster Zweig vor allem der wellnessbetonten Ayurveda-Kuren das lange Leben samt der begehrten »Rejuvenation«, der Verjüngung, um die es den meisten an der indischen Wissenschaft Interessierten heutzutage geht.

Aus ayurvedischer Sicht hat der Mensch die Kapazität, geistig und körperlich gesund hundert, manche meinen sogar hundertzwanzig Jahre alt zu werden. Dafür sollte er allerdings möglichst »ayurvedisch« leben. Und das ist entgegen den meisten gutgemeinten Ratschlägen von Ayurveda-Büchern für den modernen Menschen in einer hochentwickelten Gesellschaft auf Dauer, zumindest solange er im Arbeitsleben steckt, kaum zu verwirklichen. Die Lehre kann allerdings dabei helfen, wenn es darum geht, die Gesundheit zu erhalten.

Vor allem scheint sie in der Lage, dort etwas zu erreichen, wo die Schulmedizin mit ihrem Latein am Ende ist: bei chronischen Erkrankungen ohne klare Diagnose und somit ohne wirksame konventionelle Behandlungsmöglichkeiten. Auch für die Rehabilitation nach Schlaganfällen, Herzinfarkt, Krebs oder Operationen ist Ayurveda angesagt. Besonders intensiv hilft die indische Heilkunde samt strikt einzuhaltender Diät bei Stoffwechsel- und Verdauungserkrankungen. Vor allem aber bei psychosomatischen Leiden, die von der herkömmlichen Medizin oft nicht ernst genommen werden und denen auch medikamentös schwer beizukommen ist.

Dazu kommt, dass Ayurveda in den Händen qualifizierter Mediziner mit oder ohne Medikamente eine sichere Behandlungsmethode ist. Sie kann nützen, tut dies auch in der Regel, schaden kann sie kaum, unangenehme Begleiterscheinungen gibt es nur wenige.

Nachweisbare Heilerfolge werden den Öl- und Kräuterbehandlungen, den für jedes Leiden speziell eingesetzten Massagen sowie der Kräutermedizin bei folgenden Krankheiten nachgesagt. Die Liste erhebt keinen Anspruch auf Vollständigkeit; da, wo die Kuren aus meiner persönlichen Erfahrung geholfen haben, steht ein Plus dahinter:

- Bluthochdruck (+)
- Herz- und Kreislaufbeschwerden
- Magen-Darm-Erkrankungen, Verdauungsbeschwerden allgemein
- Leber- und Gallenleiden (+)
- Diabetes (+)
- Erhöhter Cholesterinspiegel (+)
- Urologische Leiden, Gicht, Nieren- und Harnwegsentzündungen

- Arthritis, Rheumatismus, Rückenschmerzen (+)
- Hautleiden wie Akne, Neurodermitis, Psoriasis, Ekzeme
- Augenkrankheiten, Sehschwächen
- Atemwegserkrankungen, Asthma, Bronchitis, auch Sinusitis (+)
- Schlaflosigkeit, Erschöpfung (+)
- Migräne, chronische Schmerzen
- Verschiedene Frauenleiden
- Neurologische Erkrankungen
- Allergien (+)
- Depressionen (+)

Unbestreitbar erscheint eine Stärkung des gesamten Immunsystems durch ayurvedische Behandlung, was die Selbstheilungskräfte gegen alle möglichen Leiden aktiviert. Wobei Ayurveda davon ausgeht, dass die Immunkräfte des Menschen nicht nur durch äußere Einflüsse wie Infektionen mit Bakterien, Viren und Ähnlichem geschwächt werden, sondern auch durch Ärger, Zorn, Enttäuschung, seelischen Schmerz und negative Gefühle insgesamt. Daher setzt ihre Behandlung auch da an. Dies ist eine Erkenntnis, die in der Schulmedizin erst allmählich Platz greift, dass etwa eine Krebserkrankung nicht ausschließlich körperliche Ursachen haben muss.

Während das Phänomen der Psychoneuroimmunologie bei uns erst langsam anerkannt und medizinisch berücksichtigt wird, beurteilte und behandelte Ayurveda Krankheiten seit jeher aus dieser ganzheitlichen Sicht. »Um die Immunkräfte zu stärken, muss man zunächst den Geist behandeln«, schreibt die Ayurveda-Ärztin Dr. Shanta Godagama. Wer depressiv, lethargisch oder zu Tode betrübt ist, sei, so das ayurvedische Denken, leichter für Attacken aller möglichen Erreger anfällig. Wer Gefühle unterdrückt und auch Opfer von Mobbing, sicher sehr aktuell, ziehen Leiden an.

Auch bei uns weisen ja Sprichwörter darauf hin, dass zum Beispiel jemandem etwas »an die Nieren geht«. Ayurveda weiß es präziser: Es ist Furcht, die Nierenbeschwerden auslösen kann. Zorn stört die Leber, Ärger geht auf die Galle. Gier und Eifersucht belasten das Herz.

Früher wurden Patienten mit solchen Beschwernissen oft schlicht als Simulanten abgetan, weil sich mit Labortests, EKG oder anderen Apparateuntersuchungen nichts Konkretes nachweisen ließ. Und weil dagegen auch meist keine Pillen oder Spritzen helfen können, da diese bestenfalls Symptome bekämpfen, nicht aber deren Ursachen.

Bei westlicher Medizin besser aufgehoben sind hingegen Patienten mit folgenden Erkrankungen:

- Akuten, lebensbedrohlichen Erkrankungen wie Gehirnschlag, Herzinfarkt, Darmverschluss, Magen- oder Blinddarmdurchbruch, Aneurysma, überall da, wo nur durch schnelles Eingreifen Leben mit radikalen Mitteln gerettet werden kann
- Schweren Verletzungen, etwa nach Unfällen
- Wenn komplizierte Operationen aller Art notwendig sind
- Lebensgefährliche Infektionen wie Meningitis, Virusfieber, Malaria Tropica und Ähnlichem
- Krebsdiagnosen, besonders dann, wenn ein operativer Eingriff unumgänglich scheint

Aber auch in solchen Fällen kann eine ayurvedische Rehabilitations-Therapie nach dem Eingriff beziehungsweise nach der Behandlung die Lebensqualität dauerhaft verbessern.

Basis jeder Ayurveda-Therapie ist die Entschlackung und Entgiftung des Körpers. Dazu dient die Panchakarma-Kur, die geläufigste medizinische Anwendung – und nur die zählt, und sie ist nicht zu verwechseln mit einem Wochenende wohltuender Massagen. Das Sanskrit-Wort *panch* bedeutet fünf und *karma* Handlungen, Panchakarma heißt also wörtlich »Fünf Handlungen«. Laut der Lehre vom Leben ist sie das vollkommenste System sowohl zur Vorbeugung als auch für die Behandlung aller Leiden. Und das sind die fünf Teile der Panchakarma-Kur:

1. **Medizinisches Erbrechen** *(Vamana)*: Der Patient schluckt morgens Ghee (flüssiges Butterfett) oder ein speziell für ihn zubereitetes Öl. Dieser Schritt wird in vielen vor allem von Ausländern frequentierten Resorts ausgelassen, ebenso wie das oft damit verbundene medizinische Erbrechen.
2. Die **Darmreinigung** *(Virechana)* mit einem natürlichen Abführmittel ist unerlässlicher Bestandteil, sagen Ayurveda-Ärzte.
3. **Enema**, der berühmt-berüchtigte Einlauf. Davon gibt es bei Ayurveda an die hundert verschiedene Arten, bei speziellen Erkrankungen nicht nur rektal, sondern auch urethal, also durch den Penis zur Blase oder vaginal, beides heute eher selten angewandt. Auch auf den ganz normalen Einlauf verzichten schon viele Resorts, etlichen Ausländern schien dieser Teil der Behandlung wenig zu gefallen. Das ist bedauerlich, da Experten den Einläufen nicht nur etwa vier Fünftel allen Körperreinigungspotenzials zuschrei-

ben. Speziell die Öl-Kräuter-Einläufe haben auch ein heilendes Potenzial, da ihre Wirkstoffe wie bei medizinischen Zäpfchen über den Blutkreislauf in den gesamten Körper gelangen.

4. **Nasya**, die Naseninhalation meist sehr scharfer Essenzen, soll die Nebenhöhlen reinigen, Schleim und Krankheiten im gesamten Kopf-Nacken-Bereich bekämpfen.
5. Den **Aderlass** *(Rakta Moksha)*, zuweilen durch Ansetzen von Blutegeln, gibt es heute zumindest in international frequentierten Anstalten nur noch sehr selten.

Wichtigste Teile der Behandlung sind die Reinigungen von außen durch die viel gepriesenen Ölmassagen. Sie werden von den Patienten als die bei weitem angenehmsten empfunden. Davon gibt es eine ganze Reihe:

- Synchron-Massagen *(Abhyanga)* werden von zwei bis vier Therapeuten zugleich appliziert. Sie sind insgesamt wahrscheinlich die wohltuendsten Massagen, die überhaupt zu haben sind.
- Bei der Kopfmassage des eingeölten Kopfbereichs bis zum Nacken steht der Masseur hinter dem sitzenden Patienten.
- Bei der Gesichtsmassage mit leichtem Öl oder Salbe wird vorsichtig an den Muskeln entlang massiert. Wenn sie professionell ausgeführt wird, ist sie außerordentlich angenehm, vor allem von weiblichen Therapeuten. Sie soll Seh- und Gehörsinn sensibilisieren, die Blutzirkulation verstärken, Ablagerungen in den Nebenhöhlen lösen. Dabei schläft man leicht ein.
- Bei der Intensivmassage massiert ein Therapeut kräf-

tig den ganzen Körper. Gegen Arthritis und Muskelversteifungen.

- Bei der Reisbeutel-Massage wird zuerst der ganze Körper leicht mit Öl eingerieben, dann mit warmen Leinenbeuteln massiert und an bestimmten Stellen abgetupft. In den Säckchen befindet sich eine abgekochte Reis-Kräuter-Mischung. Zuletzt wird die in einem Gefäß vorbereitete und ständig warm gehaltene Mixtur zuweilen auf dem Körper verteilt und wieder abgestrichen, danach noch eine leichte Ölabreibung, anschließend Ruhe, dann Körperreinigung.
- Fußmassagen, die Ayurveda auch kennt und anwendet, gleichen unserer Fußreflexzonenbehandlung, umfassen aber das ganze Bein.
- Der Stirnguss Shirodhara wurde schon beschrieben. Er muss mit besonderer Vorsicht verabreicht werden, da er bei verschiedenen Menschen auch ganz unterschiedliche Wirkungen zeigt. Absolute Ruhe ist unabdingbar, da keine fremden Einflüsse die Behandlung stören sollen. Bei mir hat er besonders bei Stress und depressiven Störungen ganz erstaunliche Wirkungen gezeitigt. Diese Behandlung gibt es auch noch in einer Version mit einer kalten Mixtur von Wasser, Buttermilch und Kräuterabkochungen.
- Bei dem so genannten Kopfeinlauf *(Shirovasti)* wird eine Plastikkappe auf den Kopf gesetzt (den man dabei kahlrasieren soll, weswegen nur Männer damit behandelt werden) und eine warme Ölmixtur eingefüllt, die in absoluter Ruhestellung auf den Kopf einwirken soll. Die Wärme des Öls wird durch Abschöpfen und Nachgießen ständig auf gleicher Temperatur gehalten. Soll besonders gegen Migräne wirksam sein. Solche »Einläufe«, die im engeren Sinn eigentlich

keine sind, werden bei Bedarf auch an anderen Körperteilen appliziert, wobei ein Teigring aus Kichererbsen und Wasser das Öl über der zu behandelnden Stelle hält, etwa am Rückgrat bei Bandscheibenvorfällen, über dem Herz bei hohem Blutdruck oder nervösen Herzbeschwerden. Selbst bei verletzlichen Organen findet ein derartiger »Einlauf« Anwendung. Beim Augenbad werden die Augen unter der Flüssigkeit – Öl, Ghee oder Muttermilch (ja die, nicht Buttermilch) – geöffnet, was einige Überwindung erfordert. Diese Behandlung soll die Sehkraft stärken, deren Behinderungen beseitigen. Nach gleicher Technik werden Ohrfüllungen verabreicht, die unter anderem gegen Tinnitus helfen sollen, gegen den die Schulmedizin noch kein Mittel kennt.

- Ölgüsse wie bei Shirodhara, nur nicht ganz so delikat, gibt es in Kombination mit leichter Massage für den ganzen Körper oder für bestimmte Teile *(Pizhichil)*. Sie verlangen von den Therapeuten viel Fingerspitzengefühl. Früher einmal gab es auch noch ein Ganzbad in Öl, wobei sich der Patient für eine halbe Stunde in einen ölgefüllten Bottich setzte. Wegen der Kosten wird das längst nicht mehr angeboten und war wohl auch in alten Zeiten Hoheiten und Tempeloberen vorbehalten.

Dampfbäder, in denen man bis zum Hals in einem ständig mit heißem Kräuterdampf versorgten Behälter steckt, warme Kräuterbäder und zum krönenden Abschluss auch kalte Blumenbäder ergänzen die Behandlung. Insgesamt gesehen und erlebt ist das eine täglich neue Wohltat für Körper, Geist und Seele.

Die verschiedenen Reinigungsphasen der Panchakarma-Kur sind Voraussetzungen für die parallele oder angeschlossene *Rasayana*-Therapie, die mit Diät und den je nach Person und Konstitution notwendigen natürlichen Arzneien fortgeführt wird. Die nämlich passieren Mund, Magen, Darm und andere Stoffwechselorgane, bevor die Wirkstoffe ins Blut gelangen. Das alles muss rein sein, damit das Heilmittel unverfälscht in das Gewebe gelangt, wo es wirken soll.

Dafür, dass verschiedene Ölbehandlungen den Körper im Wortsinn entgiften, gibt es Laborbeweise: Gifte und Schadstoffe, die vorher nicht darin enthalten waren, wurden im gebrauchten Massageöl nachgewiesen, offenbar zurückzuführen auf die fettlösliche Wirkung der Massagestoffe. Dies wurde bei einer Patientin festgestellt, die an Vergiftungserscheinungen durch ein Holzschutzmittel litt. Im Bedarfsfall begleiten noch Akupunktur sowie Meditationen, Yoga, Tai-Chi und Erläuterungen ayurvedischer Lebenseinstellung die Kur.

Die Diät sollte eigentlich prinzipiell vegetarisch sein, nimmt aber sehr an Strenge ab, je weiter man nach Süden kommt. In Delhi war sie strikt veganisch, daher bei der eingeplanten Gewichtsabnahme am wirksamsten. In Kerala gab's schon mal ein Stück Fisch, gebratene Banane oder ein süßes Gebäck dazu. In Sri Lanka wurde es zur Gourmet-Diät mit Fisch, Huhn und Körben voller Tropenobst. Wer da nicht aufpasste, konnte womöglich zu- statt abnehmen. Gesund war es auf alle Fälle.

Die Rasayana-Lebensregeln bilden und stärken die so genannten *Ojas* im Körper, eine positive Lebensenergie, die wiederum neue Lebenskraft, Gesundheit und gutes Aussehen garantieren soll. Auch *Agni,* das Feuer in jeder Zelle des Körpers, wird dadurch stabilisiert. Es reguliert den gesamten Stoffwechsel, die Enzyme, Verdauungssäuren, die Funktion von Leber, Galle, Bauchspeicheldrüse, schützt die Darmflora, zerstört Bakterien und Körpergifte.

Zu den Rasayana-Regeln zählt schließlich, dass der Mensch seinen natürlichen Körperfunktionen freien Lauf lässt. Das heißt, Rülpsen, Furzen (Martin Luthers eingedenk), Stuhlgang, Urinieren, Kotzen, Gähnen, Schreien, Lachen, Essen, Trinken, Schlafen, aber auch Sex – dient bei beiden Geschlechtern der Gesundheit – dann, wenn der Organismus es verlangt. Kein schädliches Unterdrücken der Rufe der Natur.

»Eine Panchakarma-Kur verfolgt zwei prinzipielle Ziele«, fasst der indische Ayurveda-Papst Dr. P. K. Warrier zusammen. »Erstens Entschlackung und Entgiftung des Körpers, ohne dessen gesunde Strukturen und Funktionen zu stören. Zweitens Erhaltung voller Gesundheit durch höchstmögliches Aktivieren jedes Körperteils.«

In seiner Arya-Vaidya-Sala-Klinik im keralischen Kottakal gibt es ab vier Wochen Aufenthalt Panchakarma-Kuren, sie können aber auch Monate dauern.

Der bekannte eidgenössische Experte und Autor Hans Heinrich Rhyner, ein fast schon fanatischer Verbreiter der Lehre vom Leben, bot in seinem Ayurveda Gesundheits- und Ausbildungszentrum in Loosdorf im österreichischen Weinviertel eine Mega-Regenerationskur, *Kutipraveshika* genannt, an. Sie zieht sich über dreiundsechzig Tage hin, totale Ruhephasen eingeschlossen.

Kuren unter Palmen

Gottes eigenes Land
Die Keraler über ihre Heimat

Dr. Sudhas neue Klinik, für die sie auch »Five Star«-Zimmer eingeplant hatte, bekam ich leider noch nie zu sehen. Nach drei Kuren in Delhi (das ich insgesamt schon über drei Dutzend Mal besucht hatte) war mir die lärmende und versmogte Großstadt einfach über. Für meine nächste Kur ging ich nach Kerala. Der nahe der Südspitze Indiens zwischen den Bergen der Western Ghats und der Arabischen See gelegene Bundesstaat Kerala hat indienweit den besten Ruf für Ayurveda-Kuren. Darüber hinaus ist dies eines der interessantesten und liebenswertesten Gebiete des riesigen Landes. Kerala, das übrigens 1957 die erste frei gewählte kommunistische Regierung der Welt bekam, weist die höchste Alphabetisierungsrate (92 Prozent) in ganz Indien auf, wo trotz gesetzlicher Schulpflicht noch immer gut ein Drittel der über 1,1 Milliarden Einwohner Analphabeten sind. Es rühmt sich auch der geringsten Kindersterblichkeit des Landes. Seine Bewohner werden im Schnitt über zweiundsiebzig Jahre alt, für ganz Indien liegt die Lebenserwartung bei etwa achtundfünfzig.

Schon in frühester Geschichte knüpften die Könige und Maharadschas entlang der Küste mit ihren sicheren Naturhäfen Verbindungen zur weiten Welt, zu Phöniziern, Römern, Arabern, auch nach China. Portugiesen, Holländer und Briten lösten einander als Kolonialherren an den wichtigen Handelsplätzen des Küstenlandes ab und hinterließen eine der farbigsten Kulturmischungen Indiens. Juden siedelten dort seit zweitausend Jahren, hatten sogar ein eigenes kleines jüdisches Königreich nahe der Hafenstadt Cochin (heute Kochi). Neben prächtigen Moscheen stehen hier die ältesten Kirchen des Subkontinents und auch eine uralte Synagoge. Kerala-Hindus leben traditionell friedlich mit Moslems, Christen und Juden zusammen. Es kommt kaum zu blutigen Konflikten zwischen den Religionen und Rassen, wie sie das übrige Indien immer wieder heimsuchen.

Es ist das Land der Abermillionen Kokospalmen, und in den fischreichen »Backwaters«, einem Gewässer-Labyrinth aus Lagunen, Seen, Flüssen und Kanälen, kann man in geräumigen Hausbooten herumschippern, ohne bei aller noch vorhandenen Armut mit dem quälenden Elend der meisten anderen indischen Teilstaaten konfrontiert zu werden. Das Land strahlt eine ansteckende Ruhe und freundliche Gelassenheit aus. »Gods own country«, Gottes eigenes Land nennen die Keraler ihre Heimat voller Stolz. Die Schriftstellerin Arundhati Roy hat Kerala in ihrem Weltbestseller »Gott der kleinen Dinge« ein aufrüttelndes literarisches Denkmal gesetzt. Dieses Kerala mit seinen etwa fünfunddreißig Millionen Einwohnern hat heute zwei wichtige Quellen, die Geld ins Land bringen:

Hunderttausende arbeiten als Gastarbeiter in den Golfstaaten und schicken den Großteil ihres Lohns nach Hause. Damit werden dann die zum Teil prächtigen Villen gebaut, welche überall in den Palmenwäldern, an den Backwaters, der Küste und den klimatisch begünstigten Bergen zwischen den winzigen Hütten von gestern entstehen.

Und Ayurveda. Landesweit sind Kurkliniken in den

Bergen und Luxusresorts an den feinsandigen Stränden entstanden, wo Wellness-Wohlgefühl die Hauptrolle spielt und die Preise entsprechend sind. Aber es existieren eben auch medizinisch hochklassige Institute, zu denen vor allem Arya Vaidya Sala zählt, ein seit über hundert Jahren bestehendes Ayurveda-Zentrum in Kottakal, Zentral-Kerala. Es wird heute von einer Stiftung betrieben, zu der drei ayurvedische Spitäler in Kottakal, Kochi und Delhi gehören, dazu eine Hundertsechzig-Betten-Klinik in Kottakal, in der bedürftige Patienten gratis behandelt werden, inklusive Verpflegung und Medikamente. Außerdem gehören noch zwei pharmazeutische Fabriken dazu, die über fünfhundert Naturheilmittel nach klassischer Rezeptur herstellen und in ganz Indien verkaufen, aber auch ins Ausland, vor allem in die arabische Welt exportieren.

Behandelt werden dort auch als kaum heilbare Leiden angesehene schwere Krankheiten wie Multiple Sklerose, Parkinson, Krebs sowie chronische psychiatrische Störungen. Allerdings lässt Arya Vaidya Sala keine Kurzbehandlungen oder reine Wellness-Kuren zu. Doch das alles erfuhren wir erst später – Kottakal stand uns noch bevor.

Meine Schwester, die in der Luftfahrt- und Touristikbranche tätig ist, hatte bei einer Informationsreise, bei der es auch um Ayurveda-Möglichkeiten ging, eine Klinik sozusagen weit ab vom Schuss in einem Dorf gefunden. Das Krishnendu-Hospital in Chingoli, Karthikappally, Bezirk Alappuzha, gute hundert Kilometer südlich von Cochin-Ernakulam mit seinem Flughafen. So kompliziert wie es sich anhört, war es dann auch zu finden. Selbst einheimische Taxifahrer mussten sich erst mühsam zum Ziel durchfragen.

Als ich mit Freunden ankam, waren meine Schwester und ihr Begleiter gerade vor der Abreise, hatten aber noch Interessantes zu berichten. Der Freund war völlig erschöpft von der langen Flugreise und mit hohem Fieber in der Klinik angekommen. Der Betreiber und Chefarzt hatte sogleich nach der Ankunft eine akute Lungenentzündung diagnostiziert und eine Behandlung verschrieben. Die hatte zunächst wenig mit der angesagten Panchakarma-Kur zu tun, aber auch nichts mit Schulmedizin. Es wurden weder Antibiotika noch andere chemische Mittel eingesetzt, ausschließlich Naturheilmittel aus hauseigener Produktion, die auch antibiotische Wirkungen ohne unliebsame Nebenerscheinungen haben. Nach einer knappen Woche war die Lungenentzündung weg, und die normale Kur konnte beginnen. Die Spuren der ausgeheilten Erkrankung konnte der Hausarzt daheim nachher noch feststellen und sich nur wundern, wie das alles ohne Antibiotika funktioniert hatte.

Aber er war nicht der Einzige, der marode zur Kur ankam. Auch ich zählte dazu, ohne es zu wissen. Sicher, ich hatte mich bei der Anreise – wir waren mit dem Charterflugzeug nach Goa geflogen und dann knapp tausend Kilometer mit dem Taxi an der Küste entlang nach Süden gefahren – gestresst gefühlt, führte das aber vor allem auf den jähen Klimawechsel mit mehr als dreißig Grad Temperaturunterschied und den Stress der Autofahrt im indischen Straßenverkehr zurück. Zudem hatte ich, entgegen allen Vorschriften, kurzfristig ein Medikament gegen Bluthochdruck abgesetzt, das mir der Arzt in Hamburg verschrieben hatte.

Dr. Mohan Babu, Ayurveda-Arzt in dritter Generation, ein überaus gebildeter, freundlicher, ruhiger Mann mittleren Alters, fühlte meinen Puls, ließ dann ein Blutdruckmessgerät kommen und schickte die Helferin umgehend nach einem Medikament. Ich hatte einen Blutdruck von 220 zu 120. Er fragte, ob das schon öfter oder länger so gewesen sei. Ich erzählte von dem Medikament, das mir vor etwa einem Monat bei damals noch wesentlich geringeren Werten verordnet worden war und das ich bei Reiseantritt abgesetzt hatte. Darauf gab er mir »Serpina«-Tabletten der Himalaya Drug Company, deren Wirkstoff Sarpagandha war, eine immergrüne Staude aus dem Himalaja und anderen gebirgigen Regionen des Landes, auch als Rauwolfia Serpentina bekannt.

Ich musste die angegebene Höchstdosis von dreimal zwei der braunen Pillen täglich einnehmen, gleichzeitig wurde auch schon mit der üblichen Entschlackungskur begonnen. Nach fünf Tagen war der Blutdruck wieder normal bei etwa 140 zu 70 und sank in der Folge, bei drei, dann nur noch zwei Tabletten täglich noch weiter auf knapp 130 zu 65. Neben Hypertonie, wogegen es zuverlässig helfe, werde die Tablette noch bei Fieber, Harndrang, Koliken, Epilepsie, Schwindel und Schlaflosigkeit eingesetzt, erfuhr ich von den Ärzten. Die Inhaltsstoffe des Strauches seien in der Naturmedizin so begehrt, dass sein Bestand in weiten Teilen Indiens bereits als gefährdet angesehen werden müsse.

Über diese Pille, die so prompt wirkte, dass ich immer einen Vorrat mit nach Hause nehme, gibt es noch unfreiwillig Heiteres zu erzählen. Der mitgekommene Freund, der auch seit längerem unter chronisch erhöhtem Blutdruck litt, packte am Ende für sich noch ein paar Döschen Serpina ein. Wir kauften sie in einer Apotheke in Goa, die, wie in Indien durchaus üblich, einfach eine Hütte am Straßenrand war. Zu Hause zeigte er die Pillen seinem Arzt, der damit nichts anfangen konnte, nur fragte, wo er sie denn her habe. »Von einem Kiosk in Indien«, lautete die wahrheitsgemäße, aber vielleicht etwas naive Antwort, worauf der Medicus geradezu entsetzt reagierte, seinem Patienten nahe legte, das Zeug umgehend in den Mülleimer zu schmeißen und ihm ein chemisches Präparat gegen Bluthochdruck verschrieb. Mir war's recht, ich erbte so die restlichen Serpinas.

Meine Doshas wurden in Kerala als Pitta-Vata mit leichtem Überhang von Pitta bestimmt, womit ich zufrieden war, da es von der Diagnose in Delhi nicht weit abwich. Ein eingehender Fragebogen, den ein Assistenzarzt aus dem Computer heruntergeladen hatte, ergab das gleiche Ergebnis, vielleicht mit noch etwas mehr Pitta, auch gut. Die Behandlung unterschied sich in Details. Bei Massagen wurde weniger Öl verwendet, nicht die üppigen drei Liter, die ich von Dr.Sudha her kannte. Man lag daher auch nicht mehr in einer Art Ölbad. Die Massagen selbst waren wie gewohnt, wurden mit großer Konzentration punktgenau ausgeführt unter fast ständiger Anwesenheit eines Arztes oder auch einer Ärztin, die mich gleich als »uncle«, also Onkel einstufte, wie Inder ältere Freunde der Familie zu titulieren pflegen. Chefarzt Babu kam zweimal täglich vorbei, um Puls zu fühlen, Blutdruck zu messen und die Medikation zu ergänzen, nachdem er einige zusätzliche Fragen gestellt hatte. Es lief bestens. Fast.

Denn der Standard von Unterbringung und Verpflegung war damals doch noch etwas hinterindisch. Das Krankenhaus war hauptsächlich für einheimische Patienten vorgesehen, und es war ihm ein moderner Rundbau mit acht Zimmern für Kurende aus dem Ausland angeschlossen. Die Zimmer mit Terrasse, Dusche, Bett, Schrank und sogar einem Fernseher (un-ayurvedisch!)

waren in Ordnung. Bei Bedarf (hatte ich nicht, da ich es hasse) sogar mit Aircondition, also Klimaanlage. Bloß, es gab kein Klopapier, sondern nur den im Orient üblichen Wassereimer zum händischen Reinigen nach dem Stuhlgang, und auch keine Handtücher. Die waren selbst mitzubringen, was bei dem reichlichen Bedarf an Handtüchern während der Behandlung lästig war.

Vorgewarnt hatten wir also den halben Koffer voll Klopapier, Handtücher und Bademantel von Hamburg über Goa bis in den Weiler Chingoli mitgeschleppt. Vor Ort stellte sich dann heraus, dass dies doch nicht nötig war, da man dort im dörflichen Kiosk auch Klopapier (teuer) und kleine dünne Handtücher (billig) zu kaufen bekam.

Das Essen wurde viermal täglich von Kindern im Henkelmann guter alter Proletariertradition aus der Küche des etwa fünf Minuten entfernten Krankenhauses gebracht. Besteck und Glas waren selbst zu besorgen, eine Kiste Mineralwasser wurde wöchentlich gegen Bezahlung ins Zimmer gestellt.

Das Essen war vegetarisch frugal, zu oft das Gleiche. Dal, also indische Linsen gelb oder rot, Erbsen, Kohl, Süßkartoffeln, Ladyfingers, ungeschälter Naturreis. Zweimal die Woche eine kleine Scheibe trocken gebratenen Fisch dazu. Dafür gab's nachmittags zum Tee eine gebackene Banane oder ein süßes Reis-Dessert. Zum Trinken Tee und Wasser, keine Fruchtsäfte. Doch konnte und durfte man Früchte wie Bananen, Orangen, Weintrauben, Äpfel und was es auf dem Markt sonst noch gab, selbst kaufen. Was soll's, man war ja nicht wegen irgendwelcher lukullischen Genüsse ins indische Hinterland gekommen, zumal die Diät, was durchaus erfreulich und in meinem Fall auch nötig war, zu täglich spürbarer Gewichtsabnahme führte. Meine acht bis zehn Kilo schaffte ich da sozusagen mit links, wie übrigens bei jeder Kur, und immer fühlte ich mich wohl dabei.

Das tägliche Walking, das von den Ärzten nicht als so wichtig hingestellt wurde wie in Delhi, war hier ein ganz anderes Vergnügen als in der großen Stadt. Die Keraler empfahlen nur einen gemächlichen Spaziergang, daran hielten wir uns jedoch nicht. Auf verschlungenen Pfaden durch Kokospalmenhaine, Reisfelder, an Seen und kleinen Flüssen vorbei, immer freundlich grüßende Menschen treffend, die Kinder stolz mit ihrem Schulenglisch parlierend. Es war einfach schön, besonders am Abend, wenn im Westen die rot glühende Sonne hinter den Palmkronen unterging. Ein saftig grünes fruchtbares Land voller Farbtupfer: Blumensträucher, Blütenbäume in Rot, Gelb, Violett und Weiß, die bunten Saris der auf den Feldern arbeitenden oder vor kleinen Läden schwatzenden Frauen, betende oder singende Priester vor ihren kleinen Tempeln. Ein Bild friedlich-geruhsamen Lebens in tropisch-paradiesischem Umfeld, so verschieden zur aggressiv-hektischen Atmosphäre in der Hauptstadt.

Bald kannten uns alle im Umkreis von mehreren Kilometern und luden zum Teeplausch in ihre Häuser ein. Diese waren in keralischem Stil gebaut mit viel Holz, Palmblätterdächern und einem offenen Innengeviert. Zuweilen wurden wir sogar zumindest in den Garten vornehmer »Golf«-Villen gebeten, so genannt nach der Herkunft des Geldes, das die Gatten oder Väter für die Familie in der Fremde verdienten. Denn das fiel auf: Wie anderswo in Kriegszeiten fehlten in den Weilern die Männer aktiver Jahrgänge. Sie jobbten oft jahrzehntelang am Golf, was viele familiäre und gesellschaftliche Probleme aufwarf. Frauen entfremdeten sich von ihren

Männern, Kinder lernten den Vater kaum kennen, mussten manchmal psychisch betreut werden. Aber es brachte Geld für den sozialen Aufstieg, das daheim auf dem Dorf noch nirgendwo zu verdienen war.

Die Yoga-Einstimmung am frühen Morgen war ein Erlebnis für sich. Der kleingewachsene, aber unglaublich zähe Yoga-Meister aller Klassen kam mit dem Moped an, führte seine Figuren in vollendeter Form vor und animierte zum Mitmachen, soweit dies möglich war. Er war geduldig, erklärte und half bei den komplizierteren Stellungen jedem Einzelnen, brachte es mit seiner stillen Beharrlichkeit dazu, dass alle ihr Möglichstes gaben. Nach der Stunde war man aber auch geschafft und freute sich auf den Frühstückstee.

Unter den Kurgästen waren viele indische Emigrant(inn)en, die in England, den USA oder Kanada arbeiteten und ihre Heimatbesuche immer mit zwei Ayurveda-Wochen anreicherten, um für den stressigen Job in der Fremde wieder gewappnet zu sein. Dr. Babu war ihnen bekannt, schon sein Großvater hatte als Vaidya die Menschen in der Umgebung gesundheitlich betreut. Der Vater hatte eine eigene Pharma-Produktion begründet, in der die Mutter des Doktors, schon über 80, aber quicklebendig die Herstellung der Kräuteressenzen, Pillen, Pulver und Tees überwachte, deren Rezepte innerhalb der Familie weitergegeben und -entwickelt worden waren.

Einiges Gebräu, etwa die Milch-Reis-Kräuter-Mischung für die Leinenbeutel-Massage, köchelte in uralten Eisenpötten, über ein offenes Feuer aufgehängt, vor sich hin. Hohe Amphoren enthielten Öle für die Massagen, unter anderem Sesam-, Kokos-, Palm-, Sonnenblumen-, Oliven-, Mandel- und Jojobaöl. Sie werden individuell für jeden Patienten mit Kräutern oder heilenden Essenzen versetzt, denn nicht die als so angenehm empfundene Massage selbst, sondern das, was sie in den Körper transportiert, ist wichtig. Ein Lager war voller Jutesäcke mit Zweigen, Rinden, Wurzeln und Blüten von Heilpflanzen, auch diversen Teesorten. Flaschenbatterien enthielten Kräuterwein. Die Heilpflanzen stammten teils aus eigenem Kräutergarten, zum anderen von Bauern und Sammlern, mit denen die Klinik teils schon seit Generationen Verträge hatte.

Die Familie wohnte zwischen dem Hospital und der kleinen Klinik für Kurende aus Übersee in einem wunderschönen traditionellen Kerala-Haus mit viel Holz und einem in den Wohnbereich integrierten offenen Innengärtchen mit Wasserspielen, was für ständig frische, befeuchtete Luft in allen Räumen sorgte.

Natürlich gab es bei so viel Positivem auch den einen oder anderen Schwachpunkt. Hinter der Klinik moderte ein betonierter Wassertank vor sich hin, der verschlammt und halb zugewachsen ein ideales Revier für Frösche und anderes Nassgetier, vor allem aber für Mücken war, was scheinbar, da landesüblich, niemanden störte. Und zweimal kurten wir in Chingoli zu einer Zeit hoher religiöser Feste der Hindus. Da schallten dann die ganze Nacht Chorgesänge und vielstimmige Gebete aus den Lautsprechern, die über das ganze Dorf verteilt waren, zwischendurch das Dröhnen von Trommeln und Krachen von Feuerwerkskörpern bis gegen 5 Uhr morgens. Die Inder, lebenslang an solchen Lärm gewohnt, störte es wenig, bei unsereinem aber war an Schlaf kaum zu denken, wenn man sich nicht die Ohren so dicht wie möglich zustöpselte.

Die Nasya-Behandlung war scharf wie südindischer

Curry. Zu den Einträufelungen wurden Kampferzigarren angezündet und der beißende Rauch die Nase hochgezogen und durch den Mund wieder ausgeatmet. Man hatte das Gefühl, die oberen Atmungsorgane würden sozusagen ausgeräuchert. Nachher aber war der Atem ungewohnt leicht. Die Behandlung zeigte ohne Zweifel Wirkung, im Kopfbereich wie in den Bronchien. Meine seit Jahrzehnten chronische Bronchitis verschwand zwar nicht ganz, dafür waren die Schleimhäute wohl schon zu lange geschädigt, aber die Beschwerden nahmen spürbar ab. Ich brauche seit Ayurveda keine Antibiotika-Behandlungen mehr dagegen, wie es früher fast jeden Winter der Fall war.

Insgesamt verlief die Kur etwas weniger intensiv als in Delhi. So gab es einen Kräuteröl-Einlauf nur ein einziges Mal zum Ende der Behandlung. Am Schluss gab der Arzt mehrere Medikamente aus der eigenen Produktion mit genauen schriftlichen Anweisungen für zu Hause mit, auf dass die Wirkung der Anwendungen länger anhielte, was dann auch der Fall war.

Wir fühlten uns topfit für eine Tour über die Berge zurück nach Goa. Sie führte zuerst per Schiff zum Coconut Lagoon Resort mitten im Vembanad Lake, einem artenreichen Vogelschutzgebiet. Die äußerst luxuriöse, in einen tropischen Park gebaute Anlage der Casino Hotelgruppe mit ihren hölzernen Bungalows aus alten Originalbauteilen verbindet ein Urlaubsangebot der Spitzengruppe mit exquisiter Ayurveda-Wellness unter dem Schlagwort »The Healing Touch«, alles zu gesalzenen Preisen. Champagner-Ayurveda sozusagen, wie in europäischen Luxushotels, nur in passenderer Umgebung. Ohne Zweifel äußerst wohltuend, doch für chronisch Leidende, die Heilung suchen, wohl weniger geeignet.

Von dort ging es per Schiff und Taxi nach Cochin, eine der sehenswertesten Städte im Süden an der Malabar-Küste. Die malerische alte Kolonialstadt mit dem von den Portugiesen errichteten Fort liegt auf einer Halbinsel und überblickt einen der größten Häfen Indiens. Überall entlang der Küste ragen die Balken der »Chinese fishing nets« empor, die von Abgesandten des Mongolenherrschers Kublai Khan in Kerala eingeführt wurden. Ein weitgespanntes Netz hängt an einem Gerüst von langen Baumstämmen und wird von vier Fischern mittels eines mit Steinen gefüllten Gegengewichtssackes bei Hochwasser ins Meer versenkt und langsam wieder hochgezogen. Die Prozedur ist meist spannender als der Fang, der in der Regel aus wenigen zappelnden Fischen verschiedener Gattung und Größe besteht.

Die gefangenen Fische oder Krabbentiere kann man gleich kaufen und zur nächsten Garküche am Strand bringen, wo sie nach Wunsch zubereitet werden. Ein ebenso frisches wie preiswertes Mahl inmitten pulsierenden Lebens. An den Stränden liegen an ausgesucht schönen Plätzen einige prächtige Luxushotels, in denen der Gast Hummer in gediegener Atmosphäre genießen kann – und dazu überall auch eine Ayurveda-Massage, Wellness vom Feinsten. Jenseits des Hafens erhebt sich die Skyline von Ernakulam, des modernen Zwilling-Stadtteils von Kochi. Zusammen zählt die weitläufige Stadt an die zwei Millionen Einwohner, immerhin mehr als Hamburg.

Nordöstlich führt die Straße zu den Western Ghats durch fruchtbare Täler und wenige größere Siedlungen, vorbei an Kottakkal mit seinen weithin bekannten ayurvedischen Einrichtungen hinüber in den Bundesstaat Tamil Nadu. Die erste große Stadt im Land der Tamilen ist Coimbatore, ein Zentrum der indischen Baumwollindustrie, aber auch Ort einer großen Lehranstalt für traditionelle Medizin. Das Ayurveda Coimbatore College wurde international bekannt, weil es das erste war, an dem Ayurveda in Sanskrit und Englisch gelernt und gelehrt wurde. Ein volles ayurvedisches Studium dauert dort siebeneinhalb Jahre, es gibt aber auch dreimonatige Schnupperkurse für Ausländer.

Danach steigt die Straße in vielen Serpentinen die Nilgiri-Mountains hoch nach Ooty, die zweitausenddreihundert Meter hoch gelegene einstige Sommerresidenz der Kolonialgouverneure in Madras (heute Chennai). Ooty, das jetzt Udhagamandalam heißt (bevor die Briten es abkürzten, nannte es sich fast so kompliziert Ootacamund), liegt inmitten eines bekannten Teeanbaugebietes, dessen Ernte man an den Garküchen ab fünf Cent die Tasse genießen kann. Es ist ein kleinblättriger kohlschwarzer Tee, sehr stark und würzig, aus den angeblich höchstgelegenen Teeplantagen weltweit. Touristen wie unsereiner kaufen, oben angelangt und fröstelnd, im Marktgewühl erst mal einen Schafwollpullover, denn gegenüber den dreißig und mehr Grad an der Küste kann hier die Temperatur nachts auf den Nullpunkt absinken.

Auch Ooty verdient am Ayurveda-Boom mit. In den Läden werden Ayurveda-Medikamente aus der nahen Arya-Veda-Sala-Produktion verkauft, an die wiederum viele Heilkräuter, Hölzer, Rinden, Wurzeln, Blätter und Blüten geliefert werden, die in den Bergen wachsen. Auch ayurvedischer Hochlandhonig ist zu haben. In der Tat zählt Honig (etwa mit Zitronensaft und warmem Wasser als erster Morgentrunk genossen) zu den erprobten Heilmitteln der Lehre vom gesunden Leben.

Honig hilft, so die Vaidyas, gegen Würmer, Erkältungen, Asthma und Durchfall. Aber auch, und das widerspricht der Schulmedizin, gegen Diabetes, speziell Honig von Blüten der Tropenbäume Jambul, Hirda und Beheda. Dazu sind in den Nilgiri-Bergen noch allerlei selbst gemischte oder selbst gebraute Mixturen zu haben, »Geheimrezepte« aus Urväterzeiten darunter. Und selbstredend kann man sich auch hier oben ayurvedisch massieren lassen.

Durch die schroffen Berge mit bunter Tierwelt – entlang der Straße springen Affen aufs Auto, an den Flussläufen suhlen sich Wasserbüffel und Elefanten – gelangt man hinunter nach Mysore im Staat Karnataka. Mit ihrem prächtigen indo-sarazenischen Maharadscha-Palast ist die Stadt eines der beliebtesten Touristenziele Südindiens. Jetzt ist er ein sehenswertes Museum, in dessen hinterem Teil der frühere Herrscher noch immer wohnt. Überragt wird Mysore vom Chamundi-Hill, gekrönt von einem Tempel, der Göttin Chamundi geweiht. Pilger steigen die über tausend Stufen zum Heiligtum hoch, es führt aber auch eine Autostraße nach oben. Auf dem Weg kommen die Besucher an »Nandi« vorbei, einem fünf Meter hohen steinernen Bullen, dem Gott Shiva zugeordnet.

Die imposante Monolithenfigur, mit Girlanden der Gläubigen bekränzt, ist an seinen wichtigen Organen des unteren Hinterteils regelrecht blank geschliffen. Dort fassen Hindu-Frauen an die über fußballgroßen Hoden des Stiers. Das soll ihnen reichen Kindersegen bescheren, an dem in Indien allerdings ohnehin kein Mangel herrscht.

Über die Hochebene mit zahlreichen berühmten antiken Tempelbezirken wie Belur und Halebid vorbei geht es dann nach Sravanabelagola mit der vierzehn Meter hohen, vor über tausend Jahren aus Granit gemeißelten nackten Statue des Gottes Gometeshvara, die so gut erhalten ist, als wäre sie erst gestern geschaffen worden. Der steinerne Riese ist die bedeutendste Pilgerstätte für Anhänger der Jain-Religion, einer Abspaltung vom Hinduismus. Zu ihrem höchsten Feiertag wird diese größte monolithische Statue der Welt, zu der man über sechshundertvierzehn Steinstufen gelangt (kein Problem für einen alten Mann nach drei Wochen Ayurveda) mit Hektolitern Milch übergossen.

Nach einem Abstecher zu den Jog-Falls, mit über zweihundertfünfzig Metern Fallhöhe die höchsten Wasserfälle Indiens, ging es zurück nach Goa, der alten portugiesischen Ex-Kolonie, die erst 1961 von indischen Truppen heim ins Reich geholt wurde. Früher war es die beliebteste Hippie-Enklave (in den Sechzigern habe ich dort Paul Hubschmid, damals noch Gatte der Berliner Schauspielerin Eva Renzi, die mit ihrer Tochter am Calangute Strand überwinterte, beim Nacktjoggen am Strand fotografiert), ist Goa heute das Charter-Urlauberziel Nummer eins in Indien. Tausende europäischer Rentner verbringen dort die Wintermonate und lassen sich gern meist pseudoayurvedisch verwöhnen. Natürlich eröffnen in Goa auch immer mehr seriöse Ayurveda-Zentren, aber noch überwiegen die Strand- und Hüttenmasseure beiderlei Geschlechts. Die bieten dann teils auch Dienste an, welche garantiert nichts mehr mit der ursprünglichen Lehre vom Leben zu tun haben – eher mit Lust am Heute – und an thailändische (Un)sitten erinnern.

Der Begriff Ayurveda ist eben nicht wirksam geschützt, wenngleich es entsprechende Gesetze gibt, die aber kaum greifen. Jeder kann es in der täglichen Praxis und unter Fantasiebezeichnungen nach eigenem Gusto und zum eigenen Profit betreiben. Vielleicht findet sich ja noch ein geschäftstüchtiger Amerikaner, der sich auch diesen Begriff patentieren lässt. Mit dem Hauptwirkstoff von Kurkuma, dem Standardgewürz der indischen Küche und gleichzeitig ayurvedischem Heilmittel für Dutzende Leiden, haben sie es ja schon getan. Die Inder führen in den USA derzeit Millionen-Prozesse gegen Patentpiraten und werden dabei von der EU unterstützt. Das europäische Patentamt verweigert solchen offensichtlich missbräuchlichen Patenten zur Genugtuung der betroffenen Inder bereits die Anerkennung.

Die smarten Sektenjünger der Transzendentalen Meditation, mit allen Tricks vertraut, haben sich ihr Logo »Maharishi Ayur-Veda®«, unter dem sie allein in Deutschland Dutzende Einrichtungen betreiben, natürlich längst weltweit sichern lassen.

Aloe Vera und Asphalticum

Alles heilt, nur unser Wissen ist beschränkt
Aus der »Caraka Samhita«

Um die natürlichen Heilmittel der ayurvedischen Medizin ist zwischen Indien und den Industrieländern ein schon lange andauernder Streit entbrannt. Über sechs Millionen Dollar hat die indische Regierung bisher allein in den USA für Anwälte und Gerichtskosten ausgegeben, um gegen die Piraterie von skrupellosen Geschäftemachern bei Ayurveda-Heilkräutern anzukämpfen, die, siehe voriges Kapitel, etwa den Hauptwirkstoff des traditionellen indischen Küchengewürzes und Volksheilmittels Kurkuma als Medikament für sich reklamieren.

Ein amerikanischer Nobelpreisträger hat schon vor fast zwei Jahrzehnten das Patent auf die Pflanze Phyllanthus amarus als Heilmittel gegen Hepatitis B und C registrieren lassen. Das aber wird unter seinem Sanskrit-Namen *Bhumi Amalaki* in der ayurvedischen Heilkunde seit ewigen Zeiten gegen alle möglichen Leberstörungen, darunter auch drei Arten von Hepatitis, sowie Diabetes erfolgreich angewendet. Es gab sogar gemeinsame Forschungen eines Krebs-Zentrums in Philadelphia und der Universität von Madras, die vielversprechend verliefen, über deren Nutzung es dann aber ebenfalls zu juristischen Auseinandersetzungen gekommen ist.

Um welche Dimensionen es dabei geht, zeigen folgende Zahlen: In Indien werden jährlich für umgerechnet etwa anderthalb Milliarden Dollar ayurvedische Medikamente verkauft, wobei zu berücksichtigen ist, dass die Preise dort im Schnitt etwa ein Zehntel der international üblichen erreichen. In Europa und Amerika beträgt der Umsatz original-indischer Heilmittelprodukte gerade mal zehn Millionen Dollar – nicht einmal ein Promille der Verkaufserlöse für Naturheilmittel insgesamt. Über Zahlen von mehr oder minder legalen Nachahmer-Produkten ist naturgemäß nichts bekannt.

Trotz der bisher über fünfzigtausend wissenschaftlichen Untersuchungen über natürliche Heilmittel in Indien darf das Land diese in die Industrieländer so gut wie gar nicht oder allenfalls unter anderer Bezeichnung wie »Nahrungsergänzungsmittel« verkaufen. Nicht in Europa heimische Heilpflanzen können nach deutschem und EU-Recht erst nach fünfzehn Jahren staatlicher Anerkennung im Ursprungsland und weiteren fünfzehn Jahren Tests und medizinischem Einsatz hierzulande zugelassen werden. Kräutermixturen als Medikament sind gar nicht mehr erlaubt, Kombinationen von Kräutern, tierischen Produkten und Mineralien gesetzlich strikt verboten. Ayurvedische Pillen, Kapseln, Pulver und dergleichen enthalten aber oft fünfundzwanzig und mehr verschiedene Grundstoffe organischen wie anorganischen Ursprungs und gelten daher als kaum mehr einzuordnende Mixturen. Da hat die Pharma-Lobby ganze Arbeit geleistet.

Was erschwerend hinzukommt, ist die kaum überschaubare Fülle an Naturheilmitteln ayurvedischer Tradition – und dass viele davon in der Tat im Westen als schwer verdaulich im tatsächlichen wie übertragenen Sinn angesehen werden müssen.

Nach der ebenso festen wie verblüffenden Ansicht von Schöpfern der Lehre vom Leben gibt es nämlich auf der Erde nichts, das keinerlei medizinische Wirkung irgendwelcher Art hätte. Alles, was in der Natur vorkommt, ist ja auch im Menschen enthalten.

Der Mensch steht daher mit seiner Umwelt in ständiger Interaktion. Die Natur, betont Ayurveda, nutzt überall die gleichen Materialien, ob bei Steinen, Pflanzen, Tieren oder Menschen. Daher können diese Materialien auch aufeinander einwirken, als Medizin, wenn sie richtig eingesetzt werden. Andererseits können sie auch schaden, wenn sie falsch oder falsch dosiert gebraucht werden.

»Alles heilt, nur unser Wissen ist beschränkt«, lehren die ältesten ayurvedischen Texte. In der »Caraka Samhita« ist es so formuliert: »Der Mensch entspricht dem Universum. Denn all die verschiedenen Bestandteile, die sich im Universum befinden, finden sich auch im Menschen, und so viele, wie sich im Menschen finden, gibt es auch im Universum.« Klingt logisch, oder?

»Die Natur denkt überall gleich«, zitiert der Arzt und Autor Deepak Chopra eine alte vedische Weisheit. Dass sich die menschliche Natur jeweils automatisch in erstaunlichem Maß der sie umgebenden Natur angleicht, erläutert er an einem Beispiel der Völkerwanderung während der letzten Eiszeit.

Da überquerten vor zwölf- bis vierzehntausend Jahren (neuere Forschungen gehen sogar von etwa zwanzigtausend Jahren aus) Menschen aus Asien die Beringstraße. Ihre Nachkommen zogen im Lauf weiterer Jahrtausende von der Nordspitze bis zum südlichen Ende des amerikanischen Kontinents. Dem zwischen polar und tropisch wechselnden Klima auf ihrer Wanderung, den feuchtheißen Tiefländern und eisigen Hochgebirgen entsprechend, die sie besiedelten, wurden aus dem einen kleinen Stamm im Lauf der Zeit sowohl Eskimos als auch hochgewachsene nordamerikanische Indianer, kleinwüchsige Amazonas-Indios und breitbrüstige Hochlandvölker in den Anden. Sie entwickelten so unterschiedliche Kulturen wie die der Inuit, Mayas, Azteken, Inkas, Prärieindianer und Amazonasvölker, manche von ihnen waren den späteren Eroberern aus Europa zivilisatorisch überlegen. Neueste Genforschung ergab nun, dass alle diese heute völlig verschiedenartigen Völkerschaften von insgesamt nur siebzig Urahnen abstammen.

Und nach der Theorie des norwegischen Naturforschers Thor Heyerdahl, die er mit seiner spektakulären Pazifiküberquerung mit dem Floß »Kon-Tiki« zu beweisen suchte, kämen als deren Abkömmlinge noch die Südseevölker bis zu den Maoris Neuseelands hinzu. Diese Nachfahren der siebzig Immigranten von der Beringstraße schufen auf ihren eine halbe Welt entfernten Inseln wiederum eine ganz und gar eigenständige Zivilisation.

Dieses grundsätzliche Wissen um die Einheit von Mensch und Umwelt nutzten die Ayurveda-Heiler seit Urzeiten, um danach zu forschen, ob und wie die in der Natur vorkommenden Stoffen auf den Menschen wirken. Schon die ältesten Texte enthalten über tausend Beschreibungen natürlicher Heilmittel, Abertausende kamen später hinzu. Und das waren nicht nur Pflanzen. Auch hunderte tierische, mineralische und metallische Produkte zählen zu ayurvedischen Medikamenten, darunter nach unserem Verständnis ekelerregende bis hochgiftige Substanzen, von Urin bis Quecksilber und tierischem Kot.

Etwa sechzig Mineralien und Metalle helfen laut der altindischen Wissenschaft von anorganischen Medikamenten gegen die mannigfaltigsten Krankheiten, wirken verjüngend oder vorbeugend. Dazu zählen Gold und Silber, Kupfer und Blei, Eisen und Zinn, äußerlich wie innerlich angewandt, Edelsteine auf der Haut getragen, Heilerde, Glimmer, zermahlene Muscheln oder zu Asche verbrannte Perlen. Auch tierischer Asche werden heilende Kräfte zugeschrieben. Die von verbrannten Pfauenfedern wird gegen chronischen Schluckauf verschrieben, wie er bei Papst Pius XII. lebensbedrohend und mit herkömmlichen Mitteln unheilbar war. Die Medizin heißt kurioserweise Hikka Nigrahara – und Schluckauf auf Englisch Hiccup. Und eben auch das zweifellos giftige Quecksilber gilt als Medizin.

Wieso aber schaden Quecksilber oder auch andere gemeinhin als giftig klassifizierte Schwermetalle den Patienten nicht? Die Metalle werden entgiftet durch Erhitzen, Kochen, Mischen und diverse Behandlungen mit organischen Stoffen wie Öl, Urin, Ghee, Getreide, Kräutern, pflanzlichen Säuren. So soll sich ihre spezifische Wirkung auf Körpergewebe ohne toxische Nebenwirkungen entfalten. Quecksilber, meist zusammen mit Schwefel verwendet, wirkt auf diese Weise in der gewünschten Form – es vervielfacht angeblich auch die Wirkung von Heilpflanzen. Dann aber wird es, wie Versuche zeigten, als Metall in gleicher Menge wieder ausgeschieden wie eingenommen. Nichts von dem Gift verbleibt im Körper.

Der Ayurveda-Arzt Dr. Vasant Lad beschreibt in seinem »Großen Ayurveda-Heilbuch« die medizinischen Wirkungen einiger Metalle laut der Lehre vom Leben: Quecksilber, nach indischer Mythologie Samen des Gottes Shiva, regt das Enzymsystem an, regeneriert Gewebe, fördert Bewusstsein und Intelligenz. Gold stärkt

Nerven, Herz und das Gedächtnis, hilft gegen Hysterie und Epilepsie, einzunehmen auch als Goldwasser: Mindestens zweiundzwanzigkarätiges Edelmetall soll gekocht werden, bis die Hälfte des Wassers verdunstet ist. Silber (von 925er Sterling-Qualität) fördert angeblich die Vitalität und soll auch gegen Leberschäden helfen. Blei wird gegen Geschlechtskrankheiten eingesetzt. Eisen als Mischpulver mit allerlei Kräutern und Wurzeln hilft gegen Anämie, kräftigt die Muskulatur. Kupfer soll gegen Parkinson und beim Fettabbau im Körper helfen, Zinn gilt als verjüngendes Element, bekämpft Infektionen und hilft gegen Diabetes.

Auch wenn man an den von Lad beschriebenen Wirkungen zweifeln mag – Tatsache bleibt doch, dass derlei Stoffe und andere Spurenelemente auch in der Schulmedizin Anwendung finden. Quecksilber oder das gleichfalls giftige Arsen wurde früher – in der Zeit vor Penicillin – in Europa gegen Syphilis eingesetzt. Goldinjektionen werden gegen die Bechterew-Krankheit der Wirbelsäule verschrieben. Eisen-, Magnesium- oder Zink-Tabletten gibt's in jeder Drogerie.

Die indische Naturmedizin kennt auch Mischformen zwischen pflanzlicher und mineralischer Herkunft. Das so genannte *Shilajit* (Asphalticum), ein angeblicher Jungbrunnen der Rasayana-Kur, ist eine Art von Schieferöl oder Erdharz, das im Himalaja und anderen asiatischen Gebirgen gefunden wird. Die Brocken der Masse, die bei starker Hitze aus dem Gestein schmilzt, bestehen aus Pflanzen-, Harz-, Erde- und Baumteilen, die sich vielleicht ähnlich dem Bernstein gebildet haben und eine Vielfalt von Spurenelementen, Metallen, Säuren, Vitaminen, Wachsen und anderen Stoffen enthalten, denen eine breite Heilwirkung nachgesagt wird.

Laut Caraka soll es kaum ein Leiden geben, bei dem nicht mit Shilajit geholfen werden kann, zumal der Stoff die Wirkung anderer Heilmittel potenziert. Von Anämie bis Leberzirrhose, Prostataleiden bis Spondylitis, Gallen-, Nieren- und Blasensteinen, Ekzemen und Frakturen reicht die Anwendungsskala in ayurvedischen Therapien. Auch aphrodisierende und potenzstärkende Wirkung wird ihr zugeschrieben. Selbst die russische Medizinwissenschaft beschäftigt sich seit langem mit dem Stoff, der auch in ihren zentralasiatischen Gebirgen vorkommt. Sie sehen die Heilerde als leistungssteigernd, ausdauerfördernd an und als Schutz gegen Strahlung, geben sie daher ihren Kosmonauten mit in den Weltraum, die dort ja in der Tat bislang länger durchhalten als ihre amerikanische Konkurrenz.

Unbestritten ist in allen Mythologien, Religionen und Medizinkunden von der Antike bis heute die Wirkung von Heilpflanzen. Ob in der Bibel, dem Koran, bei Buddha oder den Schamanen von Naturvölkern, in Sagen und Legenden aller Kulturkreise kommen Kräuter, Früchte und natürliche Essenzen vor, die Wunder bewirken, heilen oder auch töten können. Berühmte Ärzte oder Heiler von der Antike bis heute schwören auf Rezepte aus dem Garten der Natur. Seit Paracelsus gibt es auch bei uns unzählige Bücher und Lexika über Kräuter gegen Krankheiten aller Art, vom Franzosen Messegue über Hildegard von Bingen bis zu Maria von Treben, die etwa die gemeine Brennnessel als ein Allheilmittel anpries.

Apfelessig und Distelöl, Knoblauch(tabletten) und Johanniskraut, Kamille, Kürbiskerne und Sonnenhut, Weißdorn und Sauerkraut, Leinöl, Gingko und Ginseng, Mistel und Nachtkerze, Sonnenhut und Schwedenbitter, die Reformhäuser leben prächtig von tausendundein Angeboten solcher Art. Nirgendwo aber ist die Anzahl und Anwendungspraxis pflanzlicher Wirkstoffe und deren Kombinationen vielfältiger als in der ayurvedischen Medizin. Fast nirgends allerdings ist auch die Vielfalt der Flora größer als auf dem indischen Subkontinent, wo es von den Schneebergen des Himalaja bis nahe zum Äquator hin alle Klimazonen und damit eine überwältigende Artenfülle der Pflanzenwelt gibt.

Die ayurvedische Pharmazie verwendet entweder die Pflanze im Ganzen oder bestimmte Teile. Dazu zählen Wurzeln, Rinde, Holz, Stängel, Saft, Blätter, Harz, Blüten, Früchte, Öl, Dornen, Knollen, Sprossen, Staubgefäße, Saat oder deren Asche. Um größtmögliche Wirkung zu erreichen, müssen die Teile zu verschiedenen Jahreszeiten gesammelt werden. Etwa Blätter und Zweige im Frühling, Wurzeln im Sommer, Rinde, Knollen und Säfte im Herbst, Hölzer im Winter, Früchte und Blüten, wenn sie anfallen. Alles zusammen ist längst eine Wissenschaft für sich.

Diesen einzelnen Komponenten werden unterschiedliche Wirkungen zugeschrieben. Bei der schon erwähnten Momordica charantia ist die blutzuckersenkende Wirkung vor allem bei der noch nicht reifen Frucht ausgeprägt, wenn sie am bittersten schmeckt. Ihr frischer Saft gilt als Abführmittel, hilft gegen Arthritis und Akne. Die reife Frucht wird bei Störungen im Magen, bei Infektionen, Hepatitis und Hautkrankheiten medizinisch eingesetzt. Der Samen wird mit Fruchtteilchen zum Tee getrocknet, den es jetzt auch in unseren Reformhäusern gibt.

Nun soll hier nicht auch nur annähernd versucht werden, ein ayurvedisches Kräuterbuch von A bis Z vorzustellen, was bei den tausenden Rezepturen der indischen Heiler geradezu vermessen wäre. Es kann nur um einige Beispiele gehen, die entweder besonders populär sind, bei denen wissenschaftliche Beweise für die Wirksamkeit vorliegen, die bereits über die Grenzen Indiens hinaus anerkannt sind oder welche sich nach eigener Erfahrung bewährt haben wie der populäre Sugarkiller.

Heute weltbekannt und hoch in Mode als Heilmittel gegen alles Mögliche, als labendes Getränk, Zusatz zu Lebensmitteln wie Joghurt, aber auch als Kosmetikum ist eines der ältesten und wertvollsten Mittel auch der ayurvedischen Medizin: Aloe vera.

Diese kaktusähnliche Pflanze aus der Familie der Liliengewächse gedeiht in tropischen und subtropischen Gebieten von Afrika über Südasien, Australien bis Amerika. Aus dem Saft ihrer stacheligen Blätter sollen schon Kosmetika für Kleopatra, Wundsalben für die Soldaten Alexanders des Großen, Medizin für mittelamerikanische Indianer wie für tibetische Mönche hergestellt worden sein. In der ayurvedischen Medizin ist sie seit Anbeginn als *Kumari* (die Jungfrau) bekannt. Sie wird bei Frauenleiden, Stoffwechselerkrankungen, Koliken, Ekzemen, Verbrennungen, offenen Wunden, aber auch nervösen Störungen eingesetzt. Und zur Stärkung des Immunsystems, was ja die Basis aller Ayurveda-Therapien ist. Eben diese Wirkung von Aloe vera wurde auch schon in vielen voneinander unabhängigen wissenschaftlichen Untersuchungen westlicher Länder nachgewiesen.

Aloe vera, die auch die Moslems als heilige Pflanze verehren, gilt beinahe schon als Universalmedizin auf Grund ihrer Wirkstoffe. Dazu zählen viele Minerale, antibiotische, antivirale und entzündungshemmende Ingredienzien, Vitamine der B-Gruppe, neun der wichtigsten Aminosäuren, der Bitterstoff Aloin sowie Aceman-nan, ein die Zellen schützender Stoff, der die natürlichen Abwehrkräfte stärkt. Amerikanische Forscher haben das Allheilmittel auch schon bei Diabetes und Herpes Zoster, sogar bei Modekrankheiten wie dem chronischen Müdigkeitssyndrom mit Erfolg erprobt und testen es als Medikament gegen nukleare Strahlenschäden und als vorbeugendes Krebsmittel. Die Studien darüber, was Aloe vera alles bewirken kann, sind längst noch nicht abgeschlossen. Doch schon das bisher Nachgewiesene beweist, welch umfassende Potenz in einem einzigen pflanzlichen Heilmittel stecken kann.

Ein anderes weitbekanntes und vielseitig wirksames Medikament der Ayurveda-Medizin ist der Amlika-Baum (Tamarindus indica). Die Rinde seiner Wurzeln hilft bei Asthma, Zahnfleischentzündungen, inneren Geschwüren und Menstruationsstörungen. Blätter werden bei Fieber, Wunden, Gelbsucht, Tumoren, Bindehautentzündungen und Krätze verwendet. Früchte dienen als Abführmittel. Gegen Schwindel, Diabetes, Abszesse soll die Saat helfen. Die Blüten geben einen säuerlichen Honig. Außerdem ist die Frucht Bestandteil vieler indischer Chutney-Saucen.

Ähnlich nützlich ist *Amalaki* (Emblica officinalis), in Indien »Amla« genannt und auf dem Lande mit einem eigenen Feiertag geehrt. Über die Hälfte aller ayurvedischen Pflanzenrezepte enthalten diese säuerliche Frucht, auch »indische Stachelbeere« genannt, die den höchsten Vitamin-C-Anteil aller bekannten Obstsorten aufweist. Sie reinigt den Körper von Giften, die über den Urin ausgeschieden werden. Medizinisch eingesetzt wird sie gegen Diabetes, Asthma, Bronchitis, Koliken, Hautkrankheiten, Lepra, Entzündungen, Diarrhö, Herzleiden,

Fieber – und Ergrauen des Haares. Das Mittel wird auch äußerlich angewendet.

Amalaki ist auch einer der Bestandteile von *Triphala*, der Drei-Früchte-Medizin, die noch *Haritaki* (Terminalia chebula) und *Bibhitaki* (Terminalia bellirica) enthält. Diese Mischung gilt als das wirksamste Mittel für die Reinigung des Körpers von allen Amas, also Schlacken- und Giftstoffen. Es wirkt heilend bei Gelbsucht und Gonorrhö, stabilisiert den Zustand bei Diabetes, Herzstörungen, Anämie, Bronchitis, selbst bei Lepra.

Als ayurvedisches Hausmittel ist überall in Indien *Tulasi* präsent (Ocimum sanctum), landesweit als Heiliges Basilikum verehrt. Es ist blutreinigend, hilft gegen Herz- und Lungenleiden, Erkältung und Fieber, soll aber auch antidepressiv wirken. Tulasi ist traditionelle Beigabe von Opfergaben im Tempel.

Gleichfalls als »heilige« Medizin gelten die Wirkstoffe des Ashoka-Baums, Saraca indica (*ashoka* heißt leidmindernd). Laut Hindu-Glauben fand die entführte Göttin Sita Ruhe unter dem Baum. Buddha wurde darunter geboren. Und Mahaveer, Gründer der Jain-Religion, einer Abspaltung vom Hinduismus, soll seine Erleuchtung im Schatten des heiligen Baumes empfangen haben. Seine Rinde gilt als antibakteriell. Die getrockneten Blüten wirken gegen Diabetes, Extrakte stillen Blutungen, werden bei Magen- und Leberleiden sowie als herzstärkend eingesetzt. Ashoka-Produkte werden auch gegen Frauenleiden und hormonelle Störungen verschrieben.

Von Guggulu, der indischen Myrrhe (Comiphora mukul), war schon mehrfach die Rede. Ihr Name bedeutet übersetzt »Beschützer vor Krankheiten«. Sie ist in vielerlei Medikamenten-Mixturen enthalten, stärkt die

Nerven, senkt den Cholesterinspiegel, wird gegen Hepatitis, Arthritis und Herzleiden angewendet und soll überdies noch aphrodisierend wirken.

Ein Verwandter älteren Semesters, dessen Lebensweisheit lautet: »Wenn du über sechzig bist und morgens ohne irgendwelche Beschwerden aufwachst, bist du tot«, nimmt seit Jahren eine auf Grund von Laborbefunden und E-Mail-Auskünften extra für ihn gemixte Guggulu-Rezeptur (die bis zu sechsunddreißig Kräuter enthalten kann). Sie wirkt als Herztonikum, gegen chronisch erhöhtes Cholesterin, Arthritis und Fettleibigkeit. Er ist damit ebenso zufrieden wie seither auch sein Hausarzt mit seinem Allgemeinzustand, den er ohne die indischen Beigaben nicht derart stabilisieren konnte.

Es wirkt offenbar, trotz anfänglicher Bedenken des Ayurveda-Mediziners gegen eine solche Art von Fernbehandlung, die er nur überwand, weil wir seine Stammpatienten waren und ihm sagten, der Mann wolle und könne sich keine Indienreise mehr zumuten. Ganz ohne Pulsdiagnose oder Dosha-Bestimmung, was mit den dabei selbst erlebten Ungereimtheiten wieder versöhnt. Das Kraut hilft, so scheint es jedenfalls, ganz gleich ob Pitta, Vata oder Kapha. Die Praxis überholt da wohl die Theorie. Der Arzt bietet inzwischen Medikamente seiner eigenen Pharma-Produktion international übers Internet an.

Auch gegen verbreitete Herzleiden findet sich eine indische Heilpflanze. Die so genannte Strandmandel (Terminalia arjuna) ist ein großer Baum, dessen Rinde in der Ayurveda-Medizin als äußerst wirksames Mittel gegen eine Blockierung der Koronargefäße gilt. Es hilft gegen Bluthochdruck und Angina pectoris, wird generell als Herztonikum angesehen, das bei rechtzeitigem Einsatz operative Eingriffe überflüssig machen kann. An der Hindu-Universität von Benares wird das Medikament seit vielen Jahren erfolgreich erprobt. Im Übrigen hat es, wie so viele andere ayurvedische Medikamente, auch eine antidiabetische Wirkung.

Ein pflanzliches Heilmittel, das in Indien, aber seit langer Zeit auch bei uns verwendet wird, ist Kalmus (Acorus calamus). In den Alpen ist die Pflanze, die auf moorigem Hochlandboden wächst, als »Magenwurz« bekannt, wird vor allem bei Magenleiden und Verdauungsstörungen genommen. Es gibt sogar einen Kalmus-Schnaps als Magenbitter im wörtlichen Sinn. Die ayurvedische Heilslehre wendet Kalmus, indisch *Vacha* genannt, als krampflösend, schmerzlindernd, bei Durchfall, Koliken, gegen Epilepsie und Depressionen an und schreibt ihr eine Neutralisierung aller Nebenwirkungen von Psychedelika zu.

Indische Sadhus, Heilige, die ihr Dasein der Askese verschrieben haben, mischen Kalmuspulver zum Marihuana, das sie regelmäßig zur Bewusstseinserweiterung rauchen. Die Wurzel blockiert die toxischen Bestandteile der Droge. Auch soll Kalmus die Intelligenz fördern, das Gedächtnis verbessern. Das Öl der Wurzeln wirkt beruhigend, damit wird auch massiert, bei Muskelschmerzen und Verspannungen.

Was all diesen Mitteln gemeinsam ist: Sie haben im Regelfall, unter ärztlicher Anleitung und richtig dosiert genommen, keine gefährlichen Nebenwirkungen. Dafür stehen ausgebildete Heiler ein, es zählt zu ihren grundsätzlichen Verpflichtungen, die ihnen in jahrelangem Studium auch der ayurvedischen Pharmakologie eingetrichtert werden.

Chemische Produkte unserer Pharmaindustrie, auf deren Zusammensetzung die verschreibenden Ärzte keinen Einfluss haben, werden dagegen oft erst nach erwiesenen Todesfällen auf Grund der Nebenwirkungen wieder vom Markt genommen. Ich habe bei allen meinen bisherigen Erfahrungen mit der Ayurveda-Medizin noch keinen Fall erlebt, wo mir nach einem ihrer Medikamente oder einer Behandlung irgendwelche unliebsamen oder gar gefährlichen Begleiterscheinungen widerfahren sind. Darauf habe ich auch immer gründlich geachtet.

Zurzeit freilich nehme ich über mehrere Monate ein von meinem Hautarzt gegen hartnäckigen Pilzbefall verschriebenes sehr teures Medikament der hiesigen Pharmaproduktion ein. Neben möglicher Heilung verheißt es mir in der wie immer »sorgfältig durchzulesenden« Gebrauchsinformation über ein Dutzend ebenso möglicher Nebenwirkungen von »sehr häufig« bis »sehr selten«. Etwa Geschmacksverlust (was mir gar nicht schmecken würde), aber auch noch Bedrohlicheres: »Leberversagen mit nachfolgender Lebertransplantation oder Todesfolge.«

Der Boom erreicht das Dorf

Die indische Heilkräuterindustrie strebt eine globale Rolle an.

Aus »Medical Heritage« der »Foundation Books« New Delhi

Wer hätte je gedacht, dass unser Dorf-Hospital an den keralischen Backwaters es binnen Jahren zu einem Mini-Global-Player auf dem internationalen Markt für ayurvedische Heilmittel bringen würde. Es scheint eine für die rasante Entwicklung des Ayurveda-Booms typische Erfolgsstory aus ursprünglich rein lokalen Anfängen. Bei unserem zweiten Besuch in Chingoli zeichneten sich die beginnenden Veränderungen bereits ab.

Aus der urigen Kräuterküche zwischen dem Hospital und dem Trakt für Kurende aus der Fremde war eine moderne Produktionsstätte für Naturheilmittel samt gut ausgestattetem Labor geworden. Die Inschriften auf den Tuben, Fläschchen und Dosen für die Medikamente und Öle waren nun auch in arabischer Schrift ausgezeichnet, denn ein beträchtlicher Teil der Produktion geht zum Golf. Von dorther kommen alle Jahre wieder medizinische und pharmakologische Expertenteams, um die Produkte vor Ort zu überprüfen, zu analysieren und für den Import in ihre Länder freizugeben. Auch Exportlizenzen der indischen Behörden sind erforderlich, da schon annähernd eintausend von wild wachsenden Heilkräutern wegen Raubbaus an den Wäldern in ihrem Bestand als gefährdet gelten.

Dr. Mohan Babu hält sich mit seiner Pharma-Produktion »Heritage Herbals« strikt an »die authentischen Texte der ayurvedischen Wissenschaft«. Wie bereits erwähnt, bezieht die Firma die Rohstoffe aus eigenen Kräutergärten, von Farmern und Sammlern, mit denen langjährige Kontrakte bestehen, oder sie lässt sich aus anderen Landesteilen beliefern. Die Firma hat von der Kerala-Regierung ein Gütezertifikat erhalten, sie hält sich auch an die Richtlinien der WHO. Das »katapultierte uns zu einem der bedeutendsten Medikamenten-Exporteure in viele Länder rund um die Welt«, wie die Krishnendu-Klinik auf ihrer Internet-Seite kundtut.

Eines seiner gefragtesten Produkte ist »Rumafree«-Öl gegen Rücken-, Muskel- und Gelenkschmerzen, Rheuma und Arthritis. Auf der Basis von Sesamöl und Blättersaft der Tamarindus Indica, also der in der Ayurveda-Medizin allgegenwärtigen Amlika, enthält das äußerlich anzuwendende Mittel acht pflanzliche Ingredienzien, darunter auch die Kalmuswurzel. Bei mir hat das Öl bei akuten Beschwerden gut gewirkt.

Die Behandlung in Chingoli war wieder äußerst angenehm und professionell. Keralische Masseure, die ja schon in Delhi wirkten, scheinen ayurvedische Handfertigkeiten in den Genen zu haben. Sie stellen sich auf ihre Patienten ein – meist massiert das gleiche Team einen Kurenden während dessen ganzen Aufenthalts – und geben sich besondere Mühe, wenn sie Dank und Anerkennung erfahren. Bei allen bisherigen Kuren sind mir vor Ort meist die vertrauten Gesichter (und Hände) wieder begegnet. Die Kliniken oder Resorts bilden ihr Personal in der Regel selbst aus und sind dann natürlich interessiert, gute Kräfte auch zu halten. Eine Tradition, die freilich in Sri Lanka durch die Tsunami-Katastrophe einen schweren Rückschlag erlitt, da viele zerstörte

Häuser ihre Klientel und damit auch ihre Therapeuten verloren.

Deren Arbeit ist naturgemäß ebenso kräfte- wie zeitraubend. Eine Intensivmassage bringt auch starke Masseure ins Schwitzen, und die Arbeitswoche dauert sieben Tage, da es bei der Behandlung keine Samstags-, Sonntags- oder Feiertagspause gibt. Frei bekommen die Therapeuten, wenn mal wenig zu tun ist. In der, was ausländische Heilungssuchende betrifft, toten Saison während der Monsunmonate (die dagegen Inder als besonders heilkräftig ansehen) bekommen viele Angestellte keinen Lohn. Trotzdem ist der Job begehrt, da er jungen Leuten doch ein einigermaßen reguläres Einkommen beschert und der Kontakt mit gut situierten Ausländern nicht nur Trinkgeld und Geschenke verspricht, sondern auch andere verlockende Gelegenheiten. Manch ein Patient hat seinem Lieblingstherapeuten schon einen Job in seiner Heimat verschafft. Die globale Ayurveda-Sucht macht's möglich.

Und wieder einmal wurde die indische Heilkunst auch bei diesem Aufenthalt mit akuten Beschwerden fertig. Eine wahrscheinlich im Flugzeug (dauernder Luftzug aus der Klimaanlage oder auch Infektion) aufgeschnappte Nebenhöhlenentzündung verschwand binnen einer Woche nachhaltiger Nasya-Behandlung. Schlafstörungen besserte ein Kräutertrank. Die Diät sorgte für die wieder notwendige Gewichtsverminderung. Yoga, nach wie vor vom bekannten Meister vermittelt, sorgte für die notwendige Gelenkigkeit bei den (vom Ärztestandpunkt her zuweilen zu langen, uns aber unzweifelhaft wohltuenden) Wanderungen durch die satte Tropenlandschaft.

Mittlerweile kannte uns jeder im Bezirk, da meine

Schwester stets einen halben Zentner geschnorrter Kugelschreiber mitbrachte, die mit ihren fremden und bunten Firmenlogos nicht nur bei den Schulkindern äußerst beliebt waren. Auch deren Eltern stellten sie stolz zur Schau. Die »Penomania« ging dann freilich so weit, dass Scharen von Kindern die kleine ummauerte Ausländerklinik mit ihren »Pen! Pen!«-Rufen so lange belagerten, bis der Torwächter sie wütend wegjagte.

Die ärztliche und medikamentöse Betreuung folgte dem Behandlungsverlauf. Der Blutzucker wurde fortwährend geprüft, obwohl er schon infolge der Diät durchaus im Normalbereich verblieb. Nach routinemäßigem Abhören, bei denen leichte Bronchialbeschwerden zu Tage kamen, wurde die Medikation entsprechend erweitert und ein Mittel auch für zu Hause vorbereitet. Eine kalte Kopfbehandlung (mit einer Wasser-Buttermilch-Kräuter-Mixtur) wurde, da kontraproduktiv zu den Sinusitis- und Bronchialproblemen, prompt wieder eingestellt.

Insgesamt gab es somit das sichere Gefühl, dass die Ärzte alles taten, ein möglichst gutes Behandlungsergebnis zu erreichen. Zu einer Spezialität des Hauses entwickelt hat Krishnendu die Massagebehandlung mit Reisbällchen. *Njavaro Kizhi* heißt diese besonders intensive Abreibung. Danach wird der ganze Körper mit der verbliebenen Milch-Reis-Kräuter-Mixtur bestrichen, mit Palmfächerblättern wieder abgezogen, danach kommt noch ein dünner Ölfilm drauf. Sehr aufwendig, aber spürbar und nachhaltig wirksam.

Gespräche mit Mitpatienten bestätigten den Eindruck der Professionalität solcher Behandlung. Darunter waren viele Inder, die im Ausland lebten und arbeiteten, ihre Heimatbesuche mit einer Kur in der Krishnendu-Klinik verbanden und ihr schon seit vielen Jahren die Treue hielten. Natürlich gingen sie auch in Amerika, England oder den Golfstaaten zu Ärzten, aber gegen bestimmte, vor allem psychosomatische und chronische Beschwerden helfe halt doch nur Ayurveda, gaben sie sich überzeugt. Einbildung, Gewohnheit, Vertrauen in die überlieferte Tradition?

Alles möglich, auch die vertraute Umgebung mag mitspielen. Aber irgendwie teilte sich dieses Gefühl ja auch unsereinem mit, die wir von weit her in ein völlig fremdes Ambiente kamen und doch meinten, da besonders behandelt zu werden. Einmal waren wir über den Jahreswechsel in der Klinik, feierten mit Holländern, Briten und Indern, tranken Kräutertee, teilten uns ein paar Kekse. Aber irgendwann holte ich doch noch eine Buddel aus dem Koffer. Danziger Goldwasser, für einen Arzt gedacht und, da in Indien völlig unbekannt, sehr begehrt. Das tranken wir nun und redeten uns ein, Gold gelte ja als Medizin in der ayurvedischen Pharmazie. Ob der süßliche Likör gut für uns war, weiß ich nicht, geschadet hat er schon wegen der geringen Menge offenbar keinem.

Was bei mehreren Aufenthalten noch auffiel, war, dass auch die Apotheke des Dorfes zunehmend ayurvedische Medikamente anbot, der Anteil an importierten und nachgemachten chemischen Präparaten schien ständig abzunehmen. Die heimischen Präparate waren auch sehr viel billiger, kosteten umgerechnet oft nur Pfennige.

Beispielsweise wies mich der Apotheker, der zu gern mit den Ausländern plauschte und sich mit deren Kugelschreibern schmückte, auf das auch schon klinisch erprobte Anti-Diabetes-Mittel Ilogen excel hin, Konkurrenz für die Bitterbirne, aber gleichfalls nach ayurvedischer Rezeptur rein aus Kräutern hergestellt und offenbar ebenso wirksam wie die Momordica charantia. Statt Hustensaft verkaufte er stückweise beißend scharfe Kaubonbons aus heimischen Kräutern und Säften, die bei Hustenattacken prompt wirken.

Zuweilen ließen wir uns per Tuk-Tuk, den Motorroller-Rikshas des Subkontinents, zu Backwater-Plätzen bringen, wo man sich an Seeufern entlang und durch enge Kanäle rudern ließ, am Leben der Hüttenbewohner teilnehmen konnte, sich auch mal das Fruchtwasser einer Kokosnuss gönnte (kein Verstoß gegen die ayurvedische Diät) oder einfach die Seele baumeln ließ.

Interessant war auch das Treiben der Fischer am etwa zehn Kilometer entfernten Strand. Sie fuhren mit hochwandigen Ruderbooten zum Fang hinaus oder zogen vom Ufer aus im Dutzend hunderte Meter lange Netze ein, in denen allerdings meist nicht sehr viel hängen blieb.

Zwischen den Hütten saßen die Frauen und pulten Krabben aus, doch wenn Fremde auftauchten, hielten sie in ihrem Tun ein, ebenso wie die älteren Männer, die Netze reinigten und zum Trocknen aufspannten. Zur Konversation kam es freilich kaum, da die einheimische Sprache Malayalam für den gelegentlichen Besucher doch bloß eine Kaskade von Vokalen ist. Die Schulkinder, in lärmendem Rudel hinter den Weißen herlaufend, brachten freilich durchaus nutzbringend ihre rudimentären Englischkenntnisse an. Insgesamt verdichtete sich so der Eindruck, dass die Keraler ein freundliches, liebenswertes, aufgeschlossenes und an allem interessiertes Volk sind, anders als die zuweilen sehr ruppigen Nordinder.

Auch Kerala streifte Ende 2004 die Jahrhundertkatastrophe der vom Seebeben vor Sumatra ausgelösten Flutwelle. Um die Südspitze Indiens herum schwappten Ausläufer der Woge, die an der Ostküste verheerende Zerstörungen angerichtet hatte, an die südlichste Westküste. Fischerhütten direkt am Ufer wurden weggeschwemmt, Boote über schmale Uferstreifen hinweg in die Backwaters geschleudert. Hunderte Menschen kamen um, Ausländer waren im Gegensatz zu Sri Lanka allerdings kaum betroffen.

Die Krishnendu-Klinik, hinreichend weit von der Küste entfernt und daher nicht geschädigt, war zu dieser Zeit bereits zu einem auch für ausländische Gäste wohlausgestatteten Resort herangewachsen. Die Anlage wurde auf drei Stockwerke ausgebaut mit zum Teil luxuriösen Zimmern samt Satellitentelefon, Kabelfernsehen, Klimaanlage, Kühlschrank, sogar Heißwasser und Badewanne. Alles, was vorher selbst mitzubringen war, ist nun inbegriffen. Ein ayurvedisches Restaurant bietet ein breites Speisenangebot, nach wie vor vornehmlich vegetarisch, aber auch Fisch und sogar Kaffee, eigentlich in strikt ayurvedischer Küche verpönt.

Von der Behandlung her gibt es nun auch eine Physiotherapie-Abteilung mit Extrapersonal, eine Yoga-Halle, Dampfbäder, schulmedizinische Geräte wie Ultraschall, ein Labor, vierundzwanzigstündigem Ärzteservice, gar einen Schönheitssalon. Das Kur- oder Behandlungsangebot reicht von sieben bis achtundzwanzig Tage, bei komplizierten Leiden, etwa nach Schlaganfällen, auch entsprechend länger. Selbst touristische Ausflüge sind nun im Angebot, Backwater-Touren inklusive. Und schließlich ein Abhol- oder Zubringerdienst zu den Flughäfen von Cochin oder Trivandrum, beide gut hundertzwanzig Kilometer entfernt. Chingoli ist mit der Zeit gegangen, das einst verträumte Dorf in der Welt des globalen Ayurveda-Booms angekommen. Vielleicht schon zu viel: In ihrer nun »aufgeklärten« Form von Ayurveda verzichtet die Klinik weitgehend auf Dosha-Bestimmung, sogar Pulsdiagnose bei leichten Fällen.

Dies alles haben wir – außer den Bauphasen, die während der Behandlung unterbrochen wurden – nicht mehr selbst miterlebt. Unser vorerst letzter Aufenthalt wurde nämlich durch Ereignisse getrübt, die nichts mit Krishnendu zu tun hatten, bloß mit dem weiten Weg dahin und wieder zurück. Denn die meisten Flugverbindungen von Europa nach Südindien führten damals langwierig über Delhi oder Bombay. Und das hatte seine Nachteile.

Über Nordindien herrscht in den Wintermonaten oft lang anhaltender dichter Nebel, vor allem über der versmogten Hauptstadt. Das hatte bei unserer letzten Tour zur Folge, dass wir allzu viele Stunden in Flugzeugen, die mit laufenden Motoren am Boden blieben, auf mit zehntausenden Gestrandeten rettungslos überfüllten Flughäfen oder in flughafennahen Notunterkünften verbringen mussten, zuweilen ohne Gewissheit, wann es eine Chance auf Weiterkommen gab. Wenn Delhi einen Tag blockiert ist, bricht mehr oder minder der gesamte innerindische Flugverkehr zusammen. Bis das wieder auf die Reihe zu bringen ist, können Tage vergehen. Resultat: Die Hinreise von Hamburg über Wien, Delhi, Bombay nach Cochin zog sich über sechsundfünfzig zermürbende Stunden hin, ein Tag Kur ging verloren. Der Rückflug dauerte insgesamt zweiundfünfzig Stunden. Vom Kurerfolg blieb da nicht mehr allzu viel haften, trotz eines noch durchaus erholsamen Aufenthaltes nach der Behandlung in Varkala an der Küste der Arabischen See.

Etwa dreißig Kilometer nördlich der Kerala-Hauptstadt Trivandrum gelegen, ist Varkala eine Strandoase, wie es Goa oder Kovalam einst waren. Von einer Pilgerstätte für gläubige Hindus mit einem Tempel zu Ehren des Affengottes Hanuman, den Nicht-Hindus nicht betreten dürfen, wurde es in den letzten Jahren zum populären Strand für Individual- und Rucksacktouristen. Etliche Aussteiger blieben hängen und haben zusammen mit Zuwanderern aus halb Indien – viele Kaschmiris darunter, denen es in ihrer umkämpften Heimat zu gefährlich wurde – auf den Klippen etwa siebzig Meter über dem Meer ein buntes Durcheinander kreiert.

Restaurants, die abends statt einer Speisekarte ihre frischgefangenen Fische und Schalentiere auslegen, Shops für alles und jeden, Schneiderinnen, Andenken- und Gewürzläden, Reiseanbieter und Geldwechsler. Insgesamt eine äußerst farbenprächtige und vielsprachige Kulisse für traumhafte Sonnenuntergänge, lange Spaziergänge entlang der Klippen oder am zuweilen tosenden Meer. Und an jeder Ecke, wie mehr oder minder überall in Kerala, irgendetwas, das mit Ayurveda zu tun hat. Medizinisch geleitete seriöse Resorts neben Strandmasseuren, Kräuterläden, Schönheitsbehandlungen, Stern- und Steindeutern. Indisches Leben in seiner ganzen Vielfalt und Buntheit – aber noch ohne die aggressive Aufdringlichkeit, wie sie etwa weiter südlich an der Kovalam-Beach nervt.

Nur eines ist riskant: das Schwimmen im Meer, dessen tückische Strömungen immer wieder ihre Opfer fordern. Auch gute Schwimmer sind hier schon ertrunken, weshalb sich die meisten Badenden auch nur so weit hinauswagen, wie sie Bodenberührung haben. Dafür entschädigen Schwimmbäder, wie sie einige der da und dort bereits entstandenen Sternehotels bieten. Noch aber ist Varkala eine Art Geheimtipp, ohne Charter-Tourismus, aber mit Charme.

Im Übrigen gibt es mittlerweile durchaus viele Möglichkeiten, ohne stressige Umwege nach Kerala zu fliegen. Nahöstliche Airlines wie Gulf-, Kuwait-Airways oder Emirates bieten auch von Deutschland aus schon preiswerte Flüge über Dubai, Abu Dhabi oder Kuwait nach Cochin oder Trivandrum an. Mit Lufthansa ginge es nun auch über Chennai oder Bangalore mit nur noch einem Zwischenstopp. So war ich sicher nicht zum letzten Mal in Chingoli oder einem anderen Kurresort im »Kokospalmen-Land«, wie Kerala wörtlich übersetzt heißt.

Linksrum schlafen, südwärts schauen

Man sollte nicht versuchen,
zu viele Dinge auf einmal zu erledigen.
Aus der »Caraka Samhita«

Man sollte, siehe Zitat, auch nicht unbedingt versuchen, allzu viel an noch so gut gemeinter Theorie einer anderen Kultur überzustülpen, die dafür nur bedingt aufnahmebereit scheint. Manches an den heute so vielfältig verbreiteten ayurvedischen Thesen und Regeln droht sich zumindest nach meinem persönlichen Eindruck hierzulande heillos zu verheddern. Oder unser alltägliches Denken und Tun ist zuweilen doch zu weit entfernt von dieser östlichen Weisheit.

Dass Ayurveda keine Lehre von Krankheiten und damit auch gar keine Medizin im herkömmlichen Sinn ist, sagt schon der Name. Er bedeutet das Wissen vom (langen) Leben, und die ganze ayurvedische Philosophie ist von vornherein weniger darauf ausgerichtet, Krankheiten zu heilen als vielmehr den Menschen gesund zu erhalten, Krankheiten erst gar nicht aufkommen zu lassen.

Der Erreichung dieses Idealzieles dienen hunderte von Regeln, die den Tages-, Jahreszeiten-, Jahres- und Lebenslauf des Menschen begleiten sollen. Bei deren Einhaltung, orakelten die Weisen, werde der Mensch bis in biblisches Alter nicht nur gesund, sondern auch glücklich sein und bleiben, eine Überzeugung, die auch dem Buddhismus zu Eigen ist.

»Das Wichtigste, was Ayurveda lehrt, ist das Glücklichsein«, befindet Dr. S.N. Gupta, Professor am J.S.

Ayurveda-College im indischen Gujarat. Er lehrt als Gastdozent auch in Deutschland, ist besonders dem Mahindra-Institut (»The European Academy of Ayurveda«) im hessischen Birstein verbunden, dem größten ayurvedischen Ausbildungszentrum Europas. Dort bringt er Studenten, Ärzten und Heilpraktikern ayurvedisches Wissen bei, und das hält er selbst für »unendlich«.

»Ayurveda ist der Königsweg zu Gesundheit und langem, glücklichem Leben«, ist sich auch der indische Arzt und Ayurveda-Veteran Dr. R.K. Garde sicher. Er veröffentlichte schon 1975, lange bevor der Begriff Ayurveda in westliches Bewusstsein drang, in Bombay ein Büchlein über die Wissenschaft vom Leben, aus seiner Sicht »eine grandiose Vision«, die »wie so vieles andere von den erhabenen Höhen des schneebedeckten Himalaja« über die Menschen kam.

Als diese Vision von ewiger Gesundheit von den Rishis, gewiss allesamt Angehörige der hochgestellten Brahmanen-Kaste, in ihrer Klausur auf dem Berg erdacht wurde, war sie wohl eher für eine Elite gemeint als für die niederen Kasten oder gar Unberührbare, die für Brahmanen gar keine gleichwertigen Lebewesen sind. Denn die geistigen wie auch praktischen Alltagsanforderungen, die ein streng ayurvedisches Denken und Dasein an die Menschen stellten, konnte und kann ein Großteil des gemeinen Volkes gar nicht erfüllen.

Das mag zumindest zum Teil bis heute gelten. Denn wollte man wirklich strikt ayurvedisch leben, würde aus der vermeintlichen Wellness-Idylle schnell eine schwer durchzuhaltende Selbstkasteiung werden, die mit den Erfordernissen der täglichen Routine in unserer Zivilisation kaum vereinbar wäre.

Vielleicht ist das zu kritisch gesehen oder mit zu

wenig Verständnis für die altindische Philosophie und deren Vision vom idealen Dasein. Vielleicht bin ich selbst einfach auch nicht diszipliniert genug für ein solches Leben. Aber wer von uns, zumindest solange er im Berufsleben steht oder nicht hinreichend dienstbare Geister um sich hat, wie es für Oberklassen-Inder bis heute üblich ist, könnte seinen Alltag wohl so einrichten, wie es die *Dinacharya,* der ideale ayurvedische Tagesablauf, vorsieht? Und wie ihn schreibende Apologeten der reinen Lehre geradezu genussvoll auflisten, nicht ohne zu beteuern, dass die vor über zweitausend Jahren aufgeschriebenen Regeln »leicht zu befolgen sind und durchaus in den modernen Lebens- und Arbeitsrhythmus passen«, wie die ceylonesische Ärztin und Buchautorin Dr. Shanta Godagama, wie ich glaube, doch etwas weltfremd meint.

Auch der Apostel der »perfekten Gesundheit«, Deepak Chopra, fühlt sich veranlasst zu behaupten, »hunderte« seiner Patienten und seine eigene Familie lebten nach dem Dinacharya-Stundenplan und hätten dennoch hinreichend Zeit für einen beruflich aktiven Tagesablauf. Das mag vielleicht so sein, ich zweifle daran, würde es jedenfalls selbst nie schaffen.

Die folgenden Maximen für einen ayurvedischen Tagesablauf stammen aus Dutzenden einschlägigen Büchern, alten Schriften und mündlichen Ratschlägen verschiedener Ärzte und Vaidyas bis hin zu deutschen Ayurveda-Ärzten, die dem Patienten derlei Regeln im Abschlussgespräch mitgeben. Danach kann jeder für sich selbst einschätzen, wie weit er selbst dem Ritual, das schon am frühen Morgen etwa ein Dutzend Tätigkeiten umfasst, in der Realität folgen könnte:

Aufstehen unbedingt vor Sonnenaufgang, ab 3 Uhr –

das tun Yogis –, am besten um 4, spätestens aber um 6 Uhr morgens. Manche westliche Ratgeber nennen auch noch 8 Uhr, aber das ist, streng ayurvedisch gesehen, schon Wellness-Pipifax, fördert nach der reinen Lehre nur Lethargie. Dazu wird in Ayurveda-Büchern auch gern das englische Sprichwort zitiert »Early to bed and early to rise makes one healthy and wealthy and wise«, die deutsche Entsprechung wäre etwa: »Der frühe Vogel fängt den Wurm.«

Dann beginnt Kapha-Zeit, die täglich von 6 bis 10 und 18 bis 22 Uhr vorherrscht. Pitta regiert von 10 bis 14 und 22 bis 2 Uhr, Vata von 14 bis 18 und 2 bis 6 Uhr.

Um den Stuhlgang möglichst immer um diese gleiche Stunde anzuregen, wird empfohlen, vor dem Aufstehen einige Zeit auf der linken Seite liegen zu bleiben, dann ein Glas warmes abgekochtes Wasser oder, noch besser, Wasser mit Zitronensaft und Honig zu trinken. Während des Stuhlgangs nach Süden blicken, wenn es noch dunkel ist, bei Helligkeit aber nach Norden, auf keinen Fall sich dabei mit etwas anderem beschäftigen, etwa Zeitung zu lesen. Danach After und Geschlechtsteile nach orientalischer Sitte mit Wasser waschen. Es folgt eine rituelle Reinigung und Zitieren eines Mantras oder Absingen vedischer Verse.

Sodann geistige Planung des Tagesablaufs, Erinnern daran, welche besonderen Aufgaben auf einen warten. Nachdenken darüber, wie und wann die am besten zu bewältigen wären.

Danach Zähne, Mund, Zunge, Augen, Nase und Hals reinigen. Zähneputzen in Indien mit Zweigen eines jeweils lokal bestimmten Gewächses (etwa bitter schmeckendem Neem- oder Babulbaum), deren Enden zu einer Art Bürste aufgeraut werden. Die untere Zahnreihe soll zuerst geputzt werden. Bei uns ist eine Zahnbürste (weich) erlaubt, über Zahnpasten sagen alte Ayurveda-Regeln naturgemäß nichts, aber sie sollten auf Kräuterbasis hergestellt sein und keinesfalls süßlich schmecken. Auch Zahnpulver ist okay, im Idealfall eine ayurvedische Mixtur, die das Dreiermittel Triphala enthält. Damit soll auch das Zahnfleisch mittels der Finger bestrichen werden.

Die Zunge ist immer, vor allem, wenn sie belegt ist, mit einem ayurvedischen Zahnschaber möglichst aus Silber oder rostfreiem Stahl vom Ama des letzten Tages zu säubern, stets von innen nach außen. Das verbessert den Geschmack, verhindert Mundgeruch und tut all jenen inneren Organen gut, die mit den jeweiligen Zungenarealen zusammenhängen. Sodann mit Kräuterwasser oder Öl gurgeln. Anschließend *Gandusha*, das so genannte Ölziehen. Einen Esslöffel Öl (von Sesam oder Oliven) in den Mund nehmen, einige Minuten lang darin halten, spülen, von außen nach innen zwischen den Zähnen durchziehen und ausspucken. Damit werden schädliche Substanzen aus den Schleimhäuten gelöst, Zahnfleisch gesund gehalten, Halskrankheiten vorgebeugt und die Enzyme angeregt.

Zusätzlich wird folgende Übung empfohlen, die das Herz stärken soll: Mit Zeige- und Ringfinger auf der Zunge hin und her, nach vorn und hinten reiben, bis ein Würgegefühl ausgelöst wird; dies dreimal hintereinander wiederholen.

Augenreinigen mit nicht zu kaltem Wasser, in gewissen Abständen auch mit Augenpasten, etwa Kajal. Das Gesicht mit kaltem Wasser abwaschen und mit einer natürlichen Substanz eincremen, einem sanften Öl oder einer Aloe-Vera-Salbe.

Es folgt *Nethi,* die Nasenbehandlung, bei der mit Salzwasser die Nasenhöhlen gereinigt werden. Dazu eine Schnabeltasse aus Porzellan oder Plastik mit lauwarmem Wasser füllen, einen halben Teelöffel Salz hinein (oder auch Meerwasser nehmen). Kopf über einem Becken zur Seite neigen, bei offenem Mund das Wasser durch das obere Nasenloch einziehen. Es fließt durch das andere Nasenloch wieder aus. Seite mehrmals wechseln. Ausschnupfen. Sesamöl oder Ghee auf die kleinen Finger und damit die Nasenlöcher sanft massieren. Einen Tropfen Öl hochschnupfen. So wird das Ama hinausgespült, die Nebenhöhlen werden frei, Schnupfen wird abgewendet, die Stimme stark. Nethi, lehrt Ayurveda, ist ein täglicher Gesundbrunnen für den gesamten Kopfbereich. Zusätzlich kann noch Rauch von einem Räucherstäbchen inhaliert werden. Und auch in beide Ohren soll jeweils ein Tropfen reinigenden Öls geträufelt werden.

Nun ist eine eigenhändige Massage mit einem dem jeweiligen Typ entsprechenden Öl angesagt. Wer wendig genug ist, massiert den ganzen Körper (oder lässt sich massieren, wenn Personal da ist), ansonsten müssen Kopf, Nacken, Brust und Füße, vor allem deren Sohlen, reichen. Mindestens zwanzig Minuten einziehen lassen, wenn genug Zeit ist, bis zu einer Stunde. Die kann auch zum ebenfalls auf dem Morgenprogramm stehenden Meditieren genutzt werden, obwohl Meditation nach körperlichen und Atemübungen besser wirkt, da man bei diesen Tätigkeiten *Prana,* Lebensenergie, aufnimmt und dann bereit zu geistiger Übung ist.

Yoga-Übungen, etwa eine halbe Stunde. Insbesondere *Surya Namaskara,* der Sonnengruß, sollte Bestandteil des morgendlichen Yogas sein. Es ist eine zwölfteilige Posituurreihe, deren Stellungen den ganzen Körper trainieren, alle Muskeln und Gelenke lockern, die Wirbelsäule strecken und die inneren Organe massieren und damit den Körper auf die Anforderungen des Tages vorbereiten. Darauf folgen Atemübungen, bei Bedarf auch Inhalationen. Meditation, falls nicht schon absolviert, dazu eventuell eine Morgenandacht. Dass Beten die Gesundheit stärkt oder Heilung beschleunigt, gilt neuerdings auch in der christlichen Weltanschauung als wissenschaftlich erwiesen.

Das anschließende Frühstück soll leicht sein. Gekochte Haferflocken oder anderes Getreide, Reisgebäck, Früchte, Honig, heiße Milch, Kräuter- oder Ingwertee. Keine Fleisch- oder Wurstwaren, keine Eier, kein Käse, auch keine Butter oder Joghurt.

Danach eine halbe Stunde flottes Spazierengehen, Gymnastik oder anderer Sport, aber kein Jogging. Nur Aktivitäten, bei denen man noch allein durch die Nase atmen kann.

Neben peinlicher Sauberkeit empfiehlt die ayurvedische Lebensart auch Sorgfalt bei der Kleidung. Sie soll jahreszeitengerecht und farblich gut abgestimmt sein, wobei den verschiedenen Doshas bestimmte Farben zugeordnet werden, etwas warme Braun- oder Ockertöne für Vata, blau oder weiß für Pitta, rot oder orange für Kapha. Entsprechende Regeln gelten für Schminken, Parfüms und Schmuck, darüber später mehr.

Nun, nach zwei bis drei Stunden, ist man für die Fährnisse des Tages gerüstet. Allerdings sollte der auch nicht zu lang und vor allem der Lehre vom Leben gemäß richtig genutzt werden, wobei die Berufswahl für die einzelnen Doshas von großer Bedeutung ist. Beruf muss sein, da nur mit ehrlicher Arbeit der Lebensunterhalt bestritten werden soll. Auf Kosten anderer zu leben gilt als unayurvedisch. Was wohl die meist auf Kosten ihrer ausgebeuteten Untertanen superreichen Maharadschas über diese Regel dachten?

Aber welche Art von Arbeit ist nun ayurvedagerecht? Der pingelige Fachautor Rhyner fand es in alten Texten: Vata-Menschen sollten aus gesundheitlichen Gründen nie in kalter Umgebung, etwa einem Kühlhaus, einer Molkerei, arbeiten, daher sicher auch nicht Skilehrer werden. Pitta-Typen müssen Hitze scheuen, also bloß nicht sommers im Freien, gar nahe an Feuer (Hochofen!) schuften, sie vertragen auch keine Tätigkeit, die mit chemischen Substanzen zu tun hat, also keinesfalls zu Bayer. Für Kapha-Leute wäre, Beamte herhören, leider ein Platz am Schreibtisch ungesund, denn sie sollen sich ständig bewegen. Welch neue Perspektiven täten sich in einer ayurvedisch lebenden Welt wohl für Arbeitsvermittler auf!

Das Mittagessen soll früh, zur Pitta-Zeit, spätestens um 13 Uhr eingenommen werden. Es gilt, ohne deshalb zu üppig oder schwer auszufallen, als Hauptmahlzeit des Tages. Eine ayurvedische Regel besagt, dass die Menge an Nahrung, die man mit zwei Händen fassen kann, vollkommen ausreichend ist. Man soll nichts Aufgewärmtes essen. Ein Gebot, das, könnte man mutmaßen, vielleicht in den Tropen vor der Kühlschrank-Ära seine Berechtigung hatte, ähnlich wie die einstige bayerische Regel, Weißwurst nur vor dem Mittagsläuten zu »zuzzeln«. Aber nach der reinen Lehre nützt der Kühlschrank auch nicht viel, da chemische Reaktionen, die bei Stehenlassen das Essen verändern, etwa säuerlich werden lassen, durch Kühlen nur verzögert, aber nicht verhindert werden. Damit verändert sich aber das Prana, das für die jeweilige Dosha wichtig ist, Resultat ist eine vermehrte Entstehung von Ama, also Schadstoffen. So viel über die Raffinessen ayurvedischer Regeln und Gefahren ihrer Nichtbeachtung.

Gegessen werden soll überwiegend vegetarisch, frisches Gemüse, Hülsenfrüchte, Salat, frisches Obst, Reis. Aber auch Fisch kann auf dem Speisenplan stehen. Wenn schon Fleisch, dann eher weißes, nur für Kapha-Typen ist auch Wild oder Lamm angesagt. Auf jeden Fall wenig Tierisches und Fettes ganz meiden. Man sollte alle sechs Geschmacksrichtungen zu sich nehmen. Das Essen gut und kräftig würzen, da dies die Verdauung anregt (während scharfes Essen fälschlicherweise in unseren Breiten oft für ungesund gehalten wird).

Und nichts Kaltes dazu trinken, auch keinen Alkohol, am besten lauwarmes abgekochtes Wasser. Die amerikanische Sitte, geeistes Wasser, Cola oder Eistee vor oder zum Essen zu trinken, ist ayurvedisch gesehen eine Todsünde gegen die Gesundheit. Denn dies löscht das Verdauungsfeuer Agni, statt es anzuregen, verhindert damit den Verdauungsprozess, macht fett und krank. Auf das Mahl konzentrieren, nicht zu schnell essen. Dabei keine Probleme wälzen, nicht lachen, vor allem nicht streiten. Nach dem Essen einige Minuten ruhig sitzen bleiben. Danach ein Verdauungsspaziergang von fünfzehn bis dreißig Minuten. Vor und nach jedem Essen die Hände waschen (Inder essen nur mit den Händen).

Keine Zwischenmahlzeiten. Nach jedem Essen warten, bis es verdaut ist, bevor man neue Nahrung zu sich nimmt, mindestens also vier Stunden. Nicht mehr als zwei Tassen Kaffee oder schwarzen Tee am Tag. Zwischendurch viel warmes Wasser (»weißen Tee«), Gewürztee (Ingwer, Kardamom) oder Kräutertee trinken, nach Geschmack mit etwas Milch, Roh- oder Palmzucker. Insgesamt etwa drei Liter Flüssigkeit am Tag. Bei sitzenden Tätigkeiten alle ein oder zwei Stunden kurze Körperübungen.

Abendessen möglichst zeitig, um 18, keinesfalls nach 20 Uhr, da die Verdauungskräfte in dieser Kapha-Zeit wieder abnehmen. Leichte, wärmende Speisen, Suppen. Kein Naschen von Süßigkeiten, keine nächtlichen Ausflüge zum Kühlschrank. Denn nun erholt sich der Körper, es bilden sich neue Zellen, das Gewebe verjüngt sich. Diese Aufbauphase darf nicht durch Zuführen neuer Nahrung und damit erneutem Ingangsetzen des Verdauungsapparates gestört werden, das bringt die Biochemie des Körpers durcheinander. Buddhistische Mönche dürfen nach dem Mittagsmahl gar nichts mehr essen (wogegen sich freilich selbst seine Heiligkeit der Dalai Lama nach eigenem Bekennen ab und zu mit ein paar Keksen versündigt).

Am Abend entspannende Musik hören, Lesen, ein Ölbad, sanfte Massage, ein Spaziergang, Gespräche, leichte Yoga- oder Atem-Übungen, stille Meditation oder Gebete. Keine Gräuel-, Gewalt- oder sonst zu aufregende TV-Szenen, im Bett überhaupt kein Fernsehen mehr, auch nicht lesen.

Für Sex sind diese Stunden am besten geeignet, doch nicht direkt nach dem Essen. Schlafenszeit beginnt spätestens um 22 Uhr, da ansonsten mit der Pitta-Periode neuer Drang zu Tätigkeiten erwacht. Ein tiefer, ruhiger, möglichst störungsfreier Schlaf von sieben bis acht Stunden aber ist aus ayurvedischer Sicht das Allerwichtigste für einen perfekten und harmonischen körperlichen Vierundzwanzig-Stunden-Rhythmus, und damit für die Erhaltung der Gesundheit. »Ein gesunder Schlaf bringt Glück, nährt den Körper, verleiht Stärke und Vitalität, gibt Wissen und spendet Leben«, lehrt schon die »Caraka Samhita«.

Schlafen mit dem Kopf nach Süden oder Osten. Dabei nicht auf dem Bauch liegen. Seitwärts mit etwas angezogenen Knien ruhen, Pitta-Menschen dabei auf der rechten, Vata- und Kapha-Typen auf der linken Seite, das hat mit der Sonnen- und Mondenergie zu tun. (Ich bin allerdings selbst neben vielen anderen persönlichen Schlafdefiziten, inklusive peinigend realistischer Albträume, nie dahintergekommen, wie ich meinem offenbar chronischen Drehwurm im Bett die ayurvedisch gesehen richtige Lage beibringen sollte.)

Das also war Dinacharya, die ayurvedagemäße Tagesroutine, für die es aber durchaus noch weitere Tipps gibt. Etwa keinen Mittagsschlaf (macht fett). Ein Fastentag pro Woche (reduziert das Ama im Körper). Den Blick täglich fünf Minuten lang auf die Strahlen der Sonne oder zehn Minuten auf eine ruhige Flamme richten (verbessert die Sehkraft). Irgendwann während des Tages mit seitwärts gestreckten Armen auf dem Rücken liegen (entspannt Geist und Körper). Insgesamt nicht zu viel reden, eine sicherlich befolgenswerte Maxime.

Die nächsten Lebensregeln, *Rutacarya* genannt, beziehen sich auf die Jahreszeiten. Davon hat der altindische Kalender sechs, die von astronomischen und astrologischen Komponenten beeinflusst werden: Von März bis April ist Frühling *(Vasant Rutu)*. Mai und Juni sind Sommer *(Grishma Rutu)*. Als Regenzeit gelten Juli und August *(Varsha Rutu)*. Dem folgt im September und Oktober der Herbst *(Sharad Rutu)*. Früher Winter ist im November und Dezember *(Hemanta Rutu)*. Januar und Februar sind später Winter *(Shishir Rutu)*. Das späte

Frühjahr und der Sommer sind Pitta-Zeit. Vata herrscht in der Regenzeit und im Herbst vor. Der Winter bis in den Frühling hinein wird von Kapha dominiert.

Darüber hinaus gibt es, entsprechend den klimatischen Verhältnissen auf dem Subkontinent, noch zwei verschiedene Jahreshälften: *Uttaryana,* wenn sich die Sonne auf der nördlichen Halbkugel bewegt, und *Dakshinaya,* da kreist sie um die Südhalbkugel.

Hinreichend Sanskrit-Begriffe für einen Absatz? Nun ja, als Ayurvedist sollte man eben an mehr jahreszeitliche Zu- und Umstände denken als etwa nur an Frühjahrsmüdigkeit oder Winterstarre. Wetterfühlige (dazu zähle ich in hohem Maße) spüren die saisonalen Unterschiede durchaus körperlich, auch wenn es bei uns bislang nur vier waren. Aber offenbar gerät das angesichts immer spürbarer werdender Klimaveränderung aus der Reihe, und die Jahreszeiten geraten immer mehr durcheinander.

Allerdings macht Ayurveda es einem mit dem Klima ohnehin nicht leicht. Denn jähe Wechsel sollen, da gesundheitsschädlich, möglichst vermieden werden. Dazu zählen natürlich auch Flugreisen an die Sonnenküsten oder gar in tropische Gefilde im Winter, Gletscherskifahren oder Nordlandexpeditionen im Sommer.

Da freilich warnt Ayurveda den heutigen Menschen im Extremfall womöglich vor sich selbst. Die bekannte Ayurveda-Spezialistin und Praktikerin Kerstin Rosenberg vom hessischen Mahindra-Institut schreibt in ihrem »Großen Ayurveda-Buch«, vielleicht nicht ganz uneigennützig: »Für viele Menschen erweisen sich deshalb weit entfernte Reiseziele als unbekömmlich. Dies gilt auch für Ayurveda-Kuren in Indien und Sri Lanka. Für einen kurzen Kuraufenthalt (der hier wie dort nicht viel bringen würde; Anm. d. Autors) ist es oft empfehlenswerter, ein gutes Kurzentrum in den heimischen Regionen aufzusuchen, als die Strapazen einer langen Flugreise und den Klimaschock auf sich zu nehmen.«

So gesehen, wäre ich selbst dann allerdings noch Diabetiker oder aber auf Grund meiner lebenslang weltweiten Reisen mit Klimaschwankungen bis zu sechzig Grad binnen vierundzwanzig Stunden längst mausetot. Auch das Personal internationaler Airlines hätte keine allzu hohe Lebenserwartung. Also gemach mit den peniblen Ratschlägen zur »perfekten Gesundheit«, die ich keinesfalls pauschal in den Wind schlagen möchte. Aber allzu wörtlich genommen wären sie in unseren Tagen für die überwiegende Mehrheit doch reichlich lebensfern.

In vielem gleichen die ayurvedischen Empfehlungen, etwa was die Nahrung zu den verschiedenen Jahreszeiten betrifft, freilich durchaus denen, die Mediziner in unseren Breiten anraten. In der kalten Jahreszeit kräftig, nahrhaft, fettig, scharf, auch Süßes, etwa Honig – letzteren aber nicht erhitzt oder mitgekocht, da verliert er seine Wirkung. Im Frühjahr leichtere Kost, frisches Gemüse, Bitteres, unterbrochen von Fastentagen oder einer Fastenkur, das entspricht dem christlichen vorösterlichen Fasten. Wenig schwere Nahrung auch im Sommer, Saures, Süßes, Saftiges, auch kalt, dazu viel Flüssigkeit. Im Herbst Kohlehydrate, Obst, Eier – letztere sollen, entgegen dem Urteil unserer Mediziner, ayurvedisch gesehen auch für das Herz gesund sein. Fisch und Milch vertragen sich nicht, sagt Ayurveda. Als nicht koscher gilt das seit jeher ja auch für orthodoxe Juden.

Allzeit so gesund essen wie möglich ist insgesamt eine der Hauptsäulen ayurvedischer Lebensweise. »In der ayurvedischen Wissenschaft wirkt keine Behandlung ohne entsprechende Diät«, heißt es seit altersher. »Zwei Menschentypen können nicht geheilt werden«, weissagten schon die Rishis, die weisen Männer der Vorzeit: »Jene, die eine Diät befolgen und jene, die sie nicht befolgen. Die einen brauchen gar keine Medizin, den anderen hilft auf Dauer keine.« Einfacher kann so eine Binsenweisheit nicht ausgedrückt werden.

Junkfood macht, so Ayurveda-Ärzte, den Körper zu einem Schrottplatz. »Alle Kreaturen dieser Erde werden aus Nahrung geboren, allein mit Nahrung leben sie, sie ist das Medikament für alles«, heißt es schon in den »Upanishaden«, der Heiligen Schrift der Hindus. »Der Mensch ist, was er isst«, meint man ja auch bei uns.

Das alles sagt nicht, dass eine Diät immer vegetarisch-spartanisch sein muss, nicht einmal alkoholfrei. Der alte Ayurveda-Heiler Dr. Garde, offenbar kein Kostverächter, empfiehlt für den indischen Winter Fisch und Fleisch, vor allem Huhn und Lamm, aber auch »wines and spirits«, also sogar Hochprozentiges. Selbst im Sommer hat er nichts gegen Bier oder einen Aperitif einzuwenden, »da die alten Weisen weder weltfremd noch moralinsaure Heuchler waren«. Es habe darunter sogar welche gegeben, die ein Übermaß an Wassertrinken für schädlich hielten (die sind mir allerdings bislang noch nicht begegnet).

Rezepte für ayurvedagerechtes Gebräu oder Destillat sind schon in den alten Schriften zu finden und auch ayurvedische Kräuterweine enthalten bis zu neun Prozent Alkohol. Dem Alkohol wird verdauungsfördernde, stärkende, den Intellekt stimulierende und schlaffördernde Wirkung zugeschrieben, er wird sogar bei Depressionen empfohlen. Allerdings, ganz wie bei uns, nur bei »maßvollem Genuss«. Zu viel davon ist Gift für Körper und Seele, da sind sich Ayurveda- und Schulmediziner völlig einig.

Natürlich finden sich auch Vertreter der reinen Lehre, die genaueste Speisepläne für die jeweiligen Dosha-Typen oder deren Störungen verordnen, eine ganze Wissenschaft für sich, für den Laien kaum nachvollziehbar. Da wird Rohkost strikt untersagt, für Vata auch mal Müsli und für alle Schokolade verboten, obwohl die gesundheitliche oder glücksbringende Wirkung solcher Nährmittel an anderer Stelle gerühmt wird. Ebenso etwa Kürbiskernöl für Pitta, obwohl dessen vorbeugende Wirkung etwa gegen Prostataleiden längst medizinisch erwiesen ist, aber nun zählt Prostata halt zu jenen Organen, die Vata zugeordnet werden. Sogar die weltweit als gesund angesehenen Bananen gilt dann bei Kapha als »unbedingt zu vermeiden« – ich habe sie bei meinen Kuren, Pitta hin, Kapha her, außer in Delhi fast immer täglich bekommen.

Es wird auch empfohlen, sich an Nahrung zu halten, die im eigenen Land wächst. So sei zu viel Seefisch für Binnenlandbewohner problematisch – obgleich tatsächlich genetisch bedingte Fischeiweiß-Allergien gerade bei Generationen von Meeresanwohnern weit verbreitet sind.

Allzu viel des Gesunden mag da möglicherweise zuweilen gar nicht so gesund sein und ist auch bei Ayurveda-Heilern selbst umstritten. Ayurvedisch betrachtet, gibt es aber noch weitere Lebensphasen, in denen jeweils bestimmte Doshas vorherrschen oder deren typische Krankheiten auftauchen und – wie zu den Jahreszeiten – entsprechende Behandlungen erforderlich werden: Die Kindheit bis zum sechzehnten Lebensjahr wird von Kapha geprägt. Pitta bestimmt das aktive Lebensalter zwischen sechzehn und etwa sechzig. Danach beginnt die Vata-Zeit. Und für jede gelten wieder besondere Lebensregeln. Im Alter beispielsweise wird Meditation immer wichtiger. Im Übrigen gilt eine Dosha-Bestimmung vor dem achten Lebensjahr als unprofessionell.

Eine durchaus bedeutsame Rolle in der Lehre vom Leben spielt Sex. Natürlich wird, wenn auch nicht so strikt wie im Christentum, dabei die Fortpflanzung in den Vordergrund gestellt. Der Empfängnis und wie sich die Geschlechter vorher, dabei und nachher zu benehmen hätten, um gesunde Kinder zu zeugen und zu bekommen, sind ganze Kapitel ayurvedischer Schriften gewidmet. In den Königs- und Fürstenpalästen überwachte ein heimischer Hofarzt auch das Sexualleben des Maharadschas, versorgte ihn mit Aphrodisiaka, betreute schwangere Maharanis oder Konkubinen bis zur Niederkunft. An geraden Tagen, so ihr Glaube, würden Jungen geboren, an ungeraden Mädchen, was dann freilich keineswegs immer eintraf. So lange wie möglich sollten die Babys ausschließlich mit Muttermilch genährt werden (viele Inderinnen, vor allem auf dem Dorf, stillen bis zum fünften Lebensjahr) – die auch als Medizin für alle bei bestimmten Leiden Anwendung findet.

Wie bei Martin Luther wird für den Normal-Hindu zweimal die Woche Geschlechtsverkehr empfohlen. Aber kein Sex während der Menstruation, nicht während der Schwangerschaft, kurz nach der Geburt, mit »alten Frauen« (von alten Männern ist wieder einmal nirgendwo die Rede), nicht während des Tages und auch kein Coitus interruptus. Nicht vor sechzehn, aber auch nicht mehr nach siebzig, beides wohl selten befolgt. Kinderehen waren in der ganzen indischen Geschichte üblich, und wer es sich leisten konnte, ließ auch im Alter seine Potenz so lange wie möglich pflegen.

Zu viel Onanie gilt als »dem Körper abträglich«, oraler und analer Geschlechtsverkehr als unhygienisch, auch dies durchaus im Gegensatz zu anderen altindischen schriftlichen, bildlichen und in Stein gemeißelten Zeugnissen, in denen alle menschenmöglichen sexuellen Fantasien bis hin zur Sodomie lustvoll dargestellt werden. Die Menge an Aphrodisiaka für ihn und für sie in alten Kräuterwälzern spricht dafür, dass der puren Lust am Sex auch im ayurvedischen Denken ein bedeutender Platz eingeräumt wurde: Dort gilt Sex als eine der drei Säulen von Gesundheit.

So scheint manches im Ayurveda heute durchaus widersprüchlich. Aber zur Philosophie der Lehre vom Leben gehört auch, dass nicht strikt auf den diversen Regeln beharrt wird. Es sollte nichts im Leben plötzlich und dramatisch verändert werden, vielmehr schrittweise und langsam aufgenommen, was möglich erscheint und den individuellen Bedürfnissen nicht allzu sehr widerspricht. Nicht jeder will und muss ein Yogi, Sadhu oder Buddhistenmönch sein oder werden.

Lange Gespräche mit einem Ayurveda-Arzt in Sri Lanka, der sich zunächst als überzeugter Jünger ayurvedischer Lebensweise vorstellte – Aufstehen um 4.30 Uhr morgens, danach Meditation und ein Liter abgekochtes warmes Wasser, auch der volle Reinigungsritus – ergaben letztlich, dass auch für ihn Abweichungen davon nicht nur möglich, sondern zuweilen zwingend waren. Arbeitsbedingt, auf Reisen, aber auch was die Teilnahme der Familie am gesellschaftlichen Leben betraf. Auf die Kinder wurde Rücksicht genommen, und auch eine späte üppige Mahlzeit mit Gästen samt nächtlicher Unterhaltung war nichts Außergewöhnliches.

Ayurveda-Ärzte in Indien freuten sich wie andere ihrer Landsleute auch über die mitgebrachte Flasche Scotch. Und die in allen Dingen sehr konsequente, aber auch verständnisvolle Ärztin in Delhi kam schon mal nach 10 Uhr abends zur Visite oder ließ ein gemeinsames Festmahl nach der Kur über Mitternacht hinweg dauern. Zu mehrstündigen Morgenübungen fehlte ihr selbst gewiss die Zeit.

Ich selbst bin bei allem Hang zu Ayurveda kein Asket geworden, gehe, obwohl es laut Ayurveda keinen gesunden Nachtmenschen geben soll, mein Leben lang berufsbedingt und auch weiterhin spät schlafen, stehe entsprechend spät auf. Einige der Dinacharya-Übungen habe ich mir angewöhnt, etwa morgendliche Gymnastik oder Yoga, auch warmes Wasser mit Honig und Zitrone, das tägliche heiße Bad zählte ohnehin schon immer zur Routine. Aber keinesfalls will ich auf meine alten Tage, wie gläubige Hindus es anstreben sollen, noch ein der Welt und ihren Versuchungen völlig abgewandter Heiliger werden.

Obwohl so manche lebenslange Sucht offenbar ayurvedabedingt auf der Strecke bleiben kann, wenn auch ohne Absicht. Ich habe zwar nie richtig Zigaretten geraucht, aber all die Jahre Pfeife, Zigarren oder Zigarillos gepafft. Während der Kuren habe ich wie auch auf Alkohol konsequent darauf verzichtet und nie Schwierigkeiten damit gehabt. Nach der letzten Kur in Kerala, samt anschließendem Strandurlaub von gut vier Wochen, hatte ich keinerlei Verlangen mehr nach einer Brasil oder Havanna und seither vertrocknen meine restlichen Cohibas daheim. Denn ohne irgendwelchen Entschluss ist mir das Bedürfnis nach Rauchen einfach abhanden gekommen. Wird mir auf einer Party mal eine Zigarre angeboten, ziehe ich lustlos daran und lasse sie dann liegen. Tut der Gesundheit sicher gut.

Ansonsten aber halte ich es lieber mit dem letzten Teil des schönen ayurvedischen Spruches »Gesund leben, sanft heilen, dem Leben die Jahre geben, *den Jahren das Leben*«.

Das Erbe des Prinzen Vijaya

The finest island in the world
Aus einer Tourismuswerbung von Sri Lanka

»Die Strahlende Edle« bedeutet der Name Sri Lanka, und als paradiesisches Eiland namens Taprobane wurde es schon im Altertum gerühmt. Zu Recht. Fast so groß wie Bayern und mit rund zwanzig Millionen Einwohnern dicht besiedelt, bietet das frühere Ceylon eine Vielfalt an Natur, Kultur und touristischen Attraktionen. Weite weiße Strände, ein von Regenwald und Teeplantagen bedecktes Hochland mit Schluchten, Wasserfällen und steilen Gipfeln bis zu zweieinhalbtausend Metern Höhe.

Der berühmteste ist der Adam's Peak, Wallfahrtsort für fast alle auf Sri Lanka vertretenen Religionen. Denn dort oben, erreichbar nur über zwei steile und beschwerliche, mit vielen Stufen, Ketten und Seilen gesicherte Wege, ist im Fels eine etwa anderthalb Meter große Vertiefung zu sehen. Für die Singhalesen ist es der Fußabdruck Buddhas, der ihrem Glauben nach vor zweieinhalbtausend Jahren auf dem Berg geweilt hat. Laut hinduistischer Mythologie, der die tamilische Minderheit anhängt, hat Gott Shiva dort gestanden. Christen und Moslems, einmal fast einig, glauben, Adam habe auf dem Heiligen Berg tausend Jahre lang dem verlorenen Paradies nachgetrauert.

Immer wieder haben Eroberer die fruchtbare Insel, bekannt und begehrt wegen ihrer Kokospalmen, Gewürze und Edelsteine heimgesucht, kamen Fremde als

Händler oder Missionare und blieben. Zuerst Inder und Araber, danach die europäischen Kolonialmächte: Portugiesen, Holländer, Briten. Alle hinterließen bleibende Spuren. Von den Indern gibt es etliche Generationen von Einwanderern in verschiedenen Epochen, Tempel und ein bis heute explosives Minoritäten-Problem. Von den Moslems, deren Nachfahren Moors, Mohren, genannt werden, blieben Moscheen. Von den Portugiesen viele Kirchen, von den Holländern ihre Forts, wie das von Galle, das bis zum Tsunami 2004 eine Art Little Amsterdam in den Tropen war. Beider Nachfahren, an ihren Namen erkennbar, werden »Burghers« genannt. Die Nachfahren der Briten, die ihre Sprache und den »Ceylon«-Tee als Erbe da ließen, fühlen sich als Eurasier.

Als der indische Prinz Vijaya, vom Hof des Vaters vertrieben, um 500 v. Chr. mit seinen Mannen, die sich selbst »Singhalesen«, Löwensöhne, nannten, auf der Insel landete (der Löwe in der Landesfahne erinnert heute noch daran), brachte er auch Vaidyas mit, Meister der Lehre vom Leben samt ihren Schriften. Einige Jahrhunderte später kam der buddhistische Mönch Mahinda nach Sri Lanka, ein Sohn des Kaisers Ashoka, der Ayurveda in Indien als staatliche Medizin sanktioniert hatte. Die Singhalesen ließen sich zu Buddha und dem Wissen vom Leben bekehren.

Seit über zweitausend Jahren sei Ayurveda somit auch auf ihrer Insel heimisch, rühmen sich die Ceylonesen – und dass sie das Wissen vom Leben um eigene Beiträge und Medikamente bereichert hätten. Tatsächlich sind auf Sri Lanka zahlreiche altayurvedische Schriften erhalten geblieben, oft auf Palmblätter geschrieben, und genau wie in Indien gibt es Heilkundige, die auf

Generationen von Vorfahren zurückblicken können, von denen Ayurveda ausgeübt und gelehrt wurde. Die moderne Ausbildung von Ärzten und Therapeuten ist ähnlich streng geregelt wie in Indien. In der Hauptstadt Colombo wacht das »Ministry of Indigeneous Medicine« über Professionalität und Seriosität staatlich anerkannter Kliniken und Resorts.

Der Charter-Tourismus, den auch der seit zwei Jahrzehnten andauernde Bürgerkrieg zwischen dem singhalesischen Staatsvolk und der indisch-tamilischen Minderheit im Norden und Osten der Insel bislang nicht nachhaltig beeinträchtigen konnte, hat bewirkt, dass Ayurveda für Fremde in Sri Lanka auf der einen Seite professioneller organisiert wurde als im Mutterland der Lehre, andererseits aber auch noch hemmungsloser vermarktet und damit oft verwässert wird.

So gibt es neben einer Reihe angesehener Resorts, von denen einige unter europäischer, meist deutscher Leitung stehen, auch viel fragwürdigen pseudoayurvedischen Ramsch. Bei weitem nicht alles, was über Reisebüros an ayurvedischen Kuren zum Pauschalpreis oder ahnungslosen Touristen vor Ort angeboten wird, ist authentisch. Andererseits sind auch die Kunden meist mehr an Wellness in angenehmem Ambiente interessiert als an gesundheitlich wirksamen Kuren, die ihnen trotz weniger Askese als in Indien immer noch erhebliche Disziplin abverlangen.

Der verheerende Tsunami zu Weihnachten 2004 hat nicht nur Sri Lankas blühende Ayurveda-Branche ins Mark getroffen, die Flutkatastrophe mit fast hunderttausend Todesopfern und Milliardenschäden warf die gesamte Tourismusindustrie der Insel für viele Monate danieder. Trotz spottbilliger Lockangebote blieben die

Gäste lange aus. Die Saison 2005 – im Winter und Frühjahr kommen traditionell die meisten Urlauber – musste weitgehend abgeschrieben werden. Viele ayurvedische Einrichtungen kämpften ums Überleben, mussten ihr Personal entlassen. Nun werben sie von Neuem um Vertrauen und werden wieder belohnt. Die Flüge zur Insel sind seit Herbst 2005 weitgehend ausgebucht, auch Ayurveda-Angebote sind wieder in den Programmen der Reiseveranstalter. Und Ayurveda in Sri Lanka zählt sicher noch immer zum Besten, was es auf diesem Gebiet überhaupt gibt.

Nach den zuletzt so anstrengenden Reisen nach Kerala hatte ich für meine nächste Ayurveda-Kur Sri Lanka als Ziel gewählt. Die Anreise war zweifellos erheblich angenehmer mit nur einem Zwischenstopp aus Deutschland, und so landeten wir am Flughafen nördlich der Hauptstadt Colombo. Das hat einen Haken für die meisten Ankömmlinge, ob Touristen oder Heilungssuchende: Sie müssen sich durch die ständig verstopfte Drei-Millionen-Metropole quälen, wenn sie nach Süden wollen, wo die meisten Hotels und Resorts liegen. Gut zwei Stunden ist für die Stadtdurchquerung einzuplanen.

Schon auf dem Weg begegnet der Besucher fast an jeder Ecke irgendwelchen Hinweisen auf Ayurveda: Hotels, Kliniken, Therapeuten, Kräutergärten mit Massageangeboten, Apotheken oder Reklametafeln für ayurvedische Heilmittel. Die Allgegenwart dieses so wichtig gewordenen Wirtschaftszweiges ist nicht zu übersehen.

Der erste Anblick des auf Grund eines Tipps einheimischer Freunde ausgesuchten kleinen ayurvedischen Refugiums in Moragalla nahe dem Fischer- und Ferienort

Beruwala enttäuscht: Es liegt direkt an der viel befahrenen Hauptstraße zum Südende der Insel. Doch der Empfang versöhnt sogleich wieder: Von Mädchen mit Blumengirlanden geschmückt und vom Inhaber in gebrochenem, aber bemühtem Deutsch begrüßt, finden wir uns hinter dem Haupthaus in einem farbenprächtigen Tropengarten wieder, auf der anderen Seite von einem trägen Arm des Bentota-Flusses begrenzt. In der Mitte ein Swimmingpool, eigentlich unayurvedisch, denn nach gestrengen Regeln ist er ebenso wenig zu benutzen wie das einladende nahe Meer: Kaltes Wasser verengt die Srotas, Körperkanäle, behindert somit die Entgiftung.

Aber das sahen die behandelnden Ärzte nicht so eng, und sie verboten das Schwimmen nur nach Shirodhara-Anwendungen am Kopf. Ein Open-Air-Restaurant servierte außerordentlich vielseitiges und schmackhaftes ayurvedisches Essen, dessen einzelne Zutaten und deren Wirkungen von gut geschulten und überaus freundlichen dienstbaren Geistern bei jedem Mahl auf Englisch erklärt wurden.

Der Eigner Nihal Muthumuni da Silva, eigentlich Schmuckhändler, der seine Ayurveda-Anlage Mitte der neunziger Jahre eröffnet hatte, setzte von Anfang an auf deutsche, schweizerische, österreichische und skandinavische Gäste. Im Gegensatz zu Indien kommen einheimische Kurende in den ceylonesischen Einrichtungen so gut wie gar nicht vor. Er gewann trotz seiner Minianlage – sie hatte anfangs nur etwa ein Dutzend Zimmer – einen auf der Insel hoch angesehenen Mediziner als Chefarzt: Dr. G. A. B. Alawattegama trägt neben zahlreichen anderen Ehrentiteln den eines »Pandit«, also Gelehrten, ist Berater des Ministeriums für

Naturmedizin, hat eine eigene Praxis samt Pharma-Produktion und fliegt bis zu den Taucherparadiesen der Malediven, um ayurvedische Institutionen und Patienten zu betreuen. Zweimal die Woche kam er nachmittags zu Muthumuni, um die Behandlung für neue Patienten zu bestimmen, sie auch abschließend noch mal zu untersuchen, und immer nahm er sich die dafür nötige Zeit.

In den behaglich eingerichteten Zimmern mit Terrasse, auf der man sich bei Tee und Ingwerkeksen mit den Nachbarn über die Kur- und sonstigen Erlebnisse austauschen konnte, warteten Betten mit Moskitonetzen und ein namentlich gewidmeter Willkommensgruß liebevoll aus Blütenarrangements geformt auf den Gast. Ein Satellitentelefon sowie eine individuell einzustellende oder auch abzuschaltende Klimaanlage sowie Deckenventilation sorgten für die gewünschte Temperatur. Im Gegensatz zu Indien stand ayurvedabewusst kein Fernseher im Zimmer. Kräutertee und heißes Wasser wurden ständig nachgefüllt. Reichlich Handtücher, ein Trockengestell für nasse Badekleidung oder die täglich auszuwaschenden Behandlungsunterwäsche, Bademantel, ein Strandtuch – alles war da, alles peinlich sauber, alles perfekt, wie es schien, dazu bequeme Liegen im Garten für Ruhepausen während oder nach den Behandlungen.

Insgesamt kein Vergleich mit dem damals aus Indien gewohnten spartanischen Umfeld, das sich unterdessen meist auch schon verändert hat. Es versprach eine Kur mit hohem Erholungswert zu werden, zumal der weite, von Badetouristen und allem dazugehörigen Budenzauber belebte Strand bloß fünf Fußminuten entfernt war sowie ein wunderschöner fast leerer Sandstrand zum besinnlichen Spaziergang in ebenso wenigen Minuten per Boot (gratis von der eigenen Hotelanlegestelle aus zu benutzen) erreichbar war.

Eine Informationsbroschüre über das Angebot mit einer allgemein verständlichen Einführung in die »Ayurvedische Lehre« und allen zu erwartenden Behandlungen für die Kurgäste lag auf Deutsch im Restaurant bereit. Ein Internetcafé war ebenso da wie ein hauseigener Laden. Jedem Patienten wurde zum Abendessen neben den verschriebenen Medikamenten vom diensthabenden Arzt ein Behandlungsplan für den nächsten Tag an den Platz gelegt, und der versprach reichliches Programm.

Ein willkürlich herausgegriffenes Tagesbeispiel aus einer Ayurveda-Spezial-Kur (ab drei Wochen aufwärts, fünf bis acht Behandlungen täglich) sieht so aus:

Tai-Chi (abwechselnd mit Yoga)	07.30 AM
Kopfmassage	09.00 AM
Gesichtsmassage	09.30 AM
Öl-Kräuter-Reis-Massage	10.00 AM
Kräuterinhalation	11.00 AM
Kräuterbad	11.30 AM
Akupunktur	02.00 PM

Die Angebote begannen mit einer Vorsorgekur (ab einer Woche, drei bis vier Behandlungen pro Tag). Am häufigsten gebucht, vor allem über Reiseveranstalter, wurde die Ganzheitskur (zwei bis drei Wochen, täglich vier bis fünf Anwendungen). Insgesamt waren auf dem Zettel zwanzig verschiedene Behandlungen oder Termine vorgedruckt, darunter die besonders wohltuende Ganzkörper-Synchronmassage, der Stirnguss Shirodhara, eine Intensivmassage, Spezialmassage, Kräuter-

304

MUTHUMUNI AYURVEDA KURZENTRUM

BEHANDLUNGSPLAN TREATMENTPLAN

2004. 12. 02

NAME Mr Siegi	DATE: TIME
Kopf Massage Head Massage	x 9.00 A.m
Gesichts Massage Face Massage	x 9.30 A.m
Ganzkoerper Synchron Massage Fullbody Syncron Massage	
Oelstrahlkopfbehandlung Shirodhara	
Intensiv Massage Intensive Massage	
Oel-Kraeuter-Reis-Massage Thermo Massage	x 10.00 A.m
Spezial Massage Special Massage	
Kraeuter Inhalation Herbal Inhalation	x 11.00 A.m
Kraeuterbad Herbal Bath	x 11.15 A.m
Kraeuter Dampfbad Herbal Steambath	
Nasen-Stirnhoehlenreinigung Nasya	
Fuss-oder Hand Massage Foot-or Hand Massage	
Akupunktur Acupuncture	x 2.00 P.m
Blueten Bad Flower Bath	
Darmreinigung Purgative	
Arzt Konsultation Doctor Consultation	
Medizin Medicin	A.M. P.M.
Yoga	
Tai Chi	7.30 A.m
Meditation	

Bitte beachten Sie die Informationen auf der Rueckseite.

Ihr Behandlungsprogramm ist grundsaetzlich in drei etwa zeitgleiche Kurabschnitte aufgeteilt, die aufeinander aufbauen. Das Basis-Behandlungsprogramm der jeweiligen Kur ist fuer alle Kurgaeste gleich.Unser Chef-Arzt Kannnach der ersten Diagnose fuer die Gaeste de Spezial-Kurjedoch zusaetzlich individuelle Behandlungen mit Ihnenabsprechen Unsere Aerzte kommen gelegentlich in die Behandlungsraeume, um nach dem Rechten zu sehen.

Ruhe waehrend der Behandlung : Es waere fuer Sie und die anderen Kurgaeste besser, wenn Sie waehrend den Anwendungen nur dann sprechen, wenn es notwendig ist.

Die Behandlungsplaene fuer den naechsten Tag erhalten Sie immer zur Abendessenszeit.

Individuelle Wuensche : Wir sind bemueht, Ihre besonderen Wuensche bezuglich den Behandlungszeiten und den von Ihnen gewuenschten Therapeuten/Innen so gut wie moeglich zu beruecksichtigen. Zu Ihrer Information moechten wir Ihnen einige Regeln ninnen, nach denen wir die Behandlungsplaene erstellen. Die traditionellen Ayurvedaregeln schreiben uns vor, dass gewisse Behandlungen nur amVormittag durchgefuehrt werden duerfen. Dies betrifft die Oelstrahl-Kopfbenhandl-ung (shirodhara) und die Reinigung des Nasen / Stirnhoehlenb-ereiches, die Sie in der zweiten Kurphase erhalten,sowie die Oel-Kraeuter-Reis-Massage, die Sie in der letzten Kurphase erhalten. Wir sindauch bemueht Ehepaaren oder partnern die gleichen Behandlungszeiten zuzuteilen. Falls Sie spezielle Wuensche bezueglich des Kurablaufes haben, nutzen Sie bitte unser spezielles Formular "Special Request" (Infomappe in Ihrem Zimmer) Sie koennen auch Lob order Kritik angeben damit wir wissen, ob Sie mit den Behandlungen zufrieden waren. Falls notwendig werden wir mit Ihnen besprechen, was wir verbessern oder aendern sollten.

Kontakte zu den Mitarbeitern: Unsere Mi arbeiter sind angewiesen, waehrend ihrer Dienstzeit stikt auf private Kontakte und waehrend ihrer Freizeit gaenzlich auf Kontakte mit unseren Kur - und Hotelgaesten zu verzichten. Bei Zuwiderhandlungen erfolgt in der Regel die sofortige Entlassung der Mitarbeiter.

Dauer der Behandlungen ca.:
Kopf Massage 20min / Gesichts Massage 20min
Ganzkoerper Massage 40 min / Shirodhara 20 min
Intensive Massage 40 min / Oel - krauter-reis 40 min
Spezial Massage 20 min / Akupunktur 20 min
Kraeuter Dampfbad 20 min / Kraeuter Inhalation 20min
Kraeuter Bad 20 min / Bluetenbad 20min
Nasal Cleaning 15 min

dampfbad, die Nasen-Stirnhöhlen-Reinigung Nasya, Fuß- oder Handmassage, Blütenbad, Darmreinigung, Meditation, Arztkonsultation (täglich mit Puls- und Blutdruckmessung, Wiegen, im Bedarfsfall Abhorchen, Blutzuckerbestimmung und spezielle Medizinverabreichung). Darüber hinaus bot das Haus Ayurveda-Vorträge, Kochdemonstrationen, Ausflüge mit dem Boot oder Kleinbus, alles im Preis inbegriffen. Der war allerdings mit etwa 100 Euro pro Tag erheblich höher als in Indien, aber immer noch weitaus günstiger als in Europa.

Es war ein Wohlfühlprogramm erster Klasse, aber auch professionell medizinisch begleitet. Keine Kur ohne Darmreinigung (gewöhnlich am zweiten Tag). Da bekam der Gast ein Schnapsglas mit braunem Pulver und zwei schwarzen Kügelchen gereicht, das nach dem Abendessen zu nehmen war. Etwa vier Stunden später setzte die durchschlagende Wirkung ein, die, mit ständigen Schlucken warmen Wassers, bis in die Morgenstunden anhielt und die geschlauchten Patienten dann meist bleich zum Frühstück wanken ließ. Das bestand bloß aus einer Schale dünner Reissuppe, die weiteren Mahlzeiten des Tages auch nur aus Reis und einem Schlag gekochtem Gemüse. Magen und Darm waren nun entschlackt und sauber, gut vorbereitet für die beginnende Medikation und Behandlung.

Dr. Alawattegama, ein beeindruckender Herr von Anfang sechzig in blütenweißem Kittel, mit Deutschkenntnissen, die im Bedarfsfall von einem hoteleigenen Dolmetscher ergänzt wurden, verblüffte nach eingehender Pulsuntersuchung, Abhören, Abklopfen von Gelenken, Blick auf Augen, Zunge, Figur insgesamt und Bewegungen mit detaillierten Diagnosen, die meist ins

Schwarze trafen, auch wenn das angesprochene Leiden lange zurücklag. Erklärt wird das von der ayurvedischen Lehre damit, dass die Pulsschläge nicht nur die Kondition des Herzens wiedergeben, sondern auch etwas über den Zustand aller lebenswichtigen Organe aussagen. Die Bioenergieströme kreisen mit dem Blutdruck durch Gehirn, Leber, Milz, Lunge, Nieren, Galle, Magen, Darm, Blase und Geschlechtsorgane. Durch wechselnd leichten oder festeren Druck seiner Finger am Puls meint der erfahrene Diagnostiker die normale oder gestörte Funktion der Organe zu ertasten.

Mich verunsicherte der Arzt allerdings, wie schon erwähnt, vorübergehend mit seiner Dosha-Klassifizierung als Kapha-Typ. Da aber die Medikation, soweit ich feststellen konnte, weitgehend jener entsprach, die ich immer schon in Indien bekommen hatte und die ganze Therapie überaus ansprechend und ohne Zweifel wirksam war, vergaß ich die Doshas und gab mich dem täglichen Verwöhnen hin.

Dies möchte ich auch durchaus weiterempfehlen. So bedeutsam die Typisierung von der Theorie her erscheinen mag, in der Praxis zählt doch vor allem die Qualität der Behandlung. Viele Ärzte sprechen daher mit Patienten oft nur auf deren Fragen oder ausdrückliches Verlangen über die Doshas, vielleicht ist das auch besser so. Ich hatte bisher immer den Eindruck, dass erfahrene Ayurveda-Mediziner wissen, was sie tun, und es hat, nicht nur subjektiv gesehen, auch meist die erhoffte Wirkung gezeigt.

Die Therapeuten, männlich wie weiblich, überwiegend sehr jung, waren unter staatlicher Kontrolle offenbar bestens ausgebildet, sie massierten gekonnt, mit Einfühlungsvermögen und Hingabe. Einen Unterschied gab es zu Indien: Hier wurden die individuell angerichteten Öle noch sparsamer eingesetzt als in Kerala. Eine Art Ölbad bei jeder Massage wie in Delhi kam in Sri Lanka nicht vor. Neu waren für mich die überaus zart betriebene Gesichtsmassage, bei der ich regelmäßig voller Behagen wegdöste, Akupunktur als fester Bestandteil einer Ayurveda-Behandlung und vor allem das lauwarme würzige Kräuterbad in einer nach oben offenen Kabine im Freien zum Abschluss jeder Massagebehandlung. Das reinigte nicht nur vom anhaftenden Öl, sondern war auch außerordentlich entspannend.

Das ayurvedische Behandlungsprinzip von Indien her gewohnt, empfanden wir hier alles irgendwie gelassener, weniger asketisch, fast nur noch angenehm. Zugleich aber waren wir zum ersten Mal hautnah mit Patienten zusammen, die Ayurveda noch nie erlebt hatten, teilweise auch noch nie in den Tropen gewesen waren. Und da beobachteten wir Reaktionen, wie wir sie bisher noch nicht kannten.

Einige hatten vorübergehend Kreislaufprobleme. Shirodhara, der Stirnguss, löste bei manchen euphorische Zustände aus, führte bei anderen zu Schluchzen. Vor allem in den ersten vier, fünf Tagen wechselte das Befinden bei manchen zwischen begeistert und weniger angetan. Einigen bereiteten Leiden, die kuriert werden sollten, etwa Arthritisschmerzen, erst einmal mehr Kummer. Andere, vor allem Ältere, überforderte vielleicht die schiere Fülle der Anwendungen.

Da kam wahrscheinlich zu vieles auf einmal zusammen: der jähe Klimawechsel, die Zeitverschiebung, das ungewohnte Essen, Entzug von Alkohol, Kaffee, Nikotin, die ganze Tropenpracht im Vergleich zum kargen Winter zu Hause. Bei Schneetreiben und Dunkelheit ins

Flugzeug gestiegen, nach zwölf Stunden in die feuchtheiße Schwüle der Palmeninsel entlassen und nun den ganzen Tag lang von vielen eifrigen Händen in jeglicher Form umhätschelt, kurz: über Nacht in einer völlig anderen Welt gelandet.

Doch all das löste sich bald auch bei den blutigen Neulingen in Wohlgefallen auf, zumal ihnen die Ärzte klar zu machen suchten, dass die Behandlung erst einmal die Schwächen des Körpers bloßlege, um sie dann wirksam zu bekämpfen. Nach einigen Tagen waren fast alle wieder glücklich, am Ende weitgehend schmerzfrei und sicher, wiederkommen zu wollen. Ayurveda gewinnt so immer wieder neue Anhänger.

Für Abwechslung war reichlich gesorgt, die Kur bestand ja nicht bloß aus den diversen Massagen. Yoga bei einer jungen, außerordentlich gelenkigen Lehrerin, nach Sonnenaufgang auf dem Dach des Haupthauses oder, eine besondere Attraktion, am einsamen Strand zum Rhythmus der heranrauschenden Wellen. Dazu brachte die Lehrerin etwas Neues: gemeinschaftliches lautes Lachen aus vollem Hals, das sich nach anfänglichem Zögern zu nicht enden wollenden dröhnenden Lachsalven steigerte, die ungeheuer erleichternd wirkten.

Tai-Chi wurde von einem ewig jung wirkenden, drahtigen Typen mit viel Geduld und Einfühlvermögen den anfangs ungelenken, starren europäischen Wohlstandskörpern näher gebracht und brachte täglich mehr Spaß, besonders ein abruptes Hinterbacken-Zusammenkneifen, bei dem die Teilnehmer die köstlichsten Figuren und Mienen abgaben.

Dazu morgendliche Schiffsausflüge auf die vorgelagerte Felseninsel Panchakapaduwa zur Meditation.

Oben auf dem Fels lebte in einer spartanischen Hütte mit winziger Tempelstätte am Ufer eines Lotusteiches ein Buddhistenmönch mit einigen Waisen-Eleven. Der strahlte eine fast vollkommene Zufriedenheit mit sich und der Welt aus. Trotz seines von einem Sprachfehler gehandikapten Englisch versetzte er dazu bereite Teilnehmer in eine Art von meditativer Trance.

Ein- oder zweimal die Woche lud er abends zu einer Meditation inmitten von hunderten brennender Öllämpchen ein, der »Lichterzeremonie«, was eine noch nachhaltigere Wirkung zeigte. Die Mönchsinsel brach im Dezember 2004 die tödliche Wucht der riesigen Flutwellen, sodass der dahinter liegende Strandabschnitt, auch das Muthumuni-Resort, nur wenig von ihrer Vernichtungskraft abbekam, das friedvolle Refugium auf der Insel allerdings schwer verwüstet wurde.

Das Essen war weniger diätisch und wesentlich schmackhafter als in Indien, Huhn und Fisch fast immer dabei. Wer's nicht wollte, hatte eine reiche Auswahl an vegetarischen Zubereitungen und immer frisches Tropenobst, das auf der Insel in jeder erdenklichen Form gedeiht. King-Coconuts, im eigenen Park gepflückt, waren exotisch-köstliche Durstlöscher. Einmal wöchentlich wurde Candle-Light-Dinner im Park serviert und mit einem Folklore-Programm angereichert.

Der Eigner Muthumuni veranstaltete damals auch noch für jede Zwei-Wochen-Belegung einen Ausflug auf seine Farm in den Hügeln, vielleicht zwanzig Kilometer von der Küste entfernt. Dort konnte die artenreiche tropische Pflanzenwelt der Plantage sowie das Abzapfen der Kautschukbäume studiert werden. Am Ende gab es ein üppiges Abendessen plus einem Schluck heimischen Arraks – Kokosschnaps. Nicht ganz ayurvedisch, aber, da eigentlich ja verboten, von allen goutiert, auch jenen, die sonst nicht auf Hochprozentiges aus waren.

Solche Erfahrung hatten wir aber auch schon bei früheren Besuchen ohne Ayurveda auf der Insel gemacht. Buddhisten sollen bei Vollmond keinen Alkohol zu sich nehmen. Aber kaum war Vollmond, der auf Sri Lanka bis in die frühen Morgenstunden gefeiert wird, fingen viele wie unter Zwang an zu saufen. Auch der Arrak auf der Farm hatte für einige, die es nicht lassen konnten, ein Nachspiel: Ein nach der Rückkehr im Restaurant quasi erpresster Nachschlag in Form eines reichlich doppelten Kokos-Brandys schlug dann doch merkbar auf die Behandlung durch, man fühlte sich plötzlich unwohl dabei. Das Alkoholverbot während der Kur hat jedenfalls durchaus seinen Sinn.

Wir hatten ursprünglich, da wir das Resort erst mal ausprobieren wollten, für zwei Wochen gebucht, blieben dann aber noch sechs Tage länger, weil es so spürbar gut tat. Ein bislang noch nicht genossenes Erlebnis war das Blütenbad zum Ende der Kur. Da bereiteten die Therapeuten ein kühles Bad in einer Wanne voller köstlich duftenden Tropenblumen vor. Vor allem für die weiblichen Gäste ein Highlight für Erinnerungsfotos und für alle ein fast feierlicher Abschluss der Behandlung. Der Arzt diagnostizierte dann noch meine drei Doshas als fast gleich, ayurvedisch ausgeglichen, mithin ein Zeichen für Gesundheit.

Was will man mehr, auch wenn es um der lieben Seele willen ein bisschen zurechtgemauschelt sein mochte. Selbst wenn es zumindest teilweise ein Placeboeffekt gewesen wäre, hat es niemandem geschadet. Es tat jedenfalls nichts mehr weh. Man fühlte sich wieder einmal zum Bäumeausreißen und dank eines problemlosen Heimfluges hielt das dann auch noch lange an.

Natürlich fand sich bei allem Wohlgefühl auch Kritikwürdiges. Das Ayurveda-Business schlug, was auch schon in Indien zunehmend merkbar gewesen war, zuweilen zu sehr durch. Das Management war bemüht, den Gast an der hauseigenen Krippe zu halten, ob im Laden, dessen Schneider die angeblich vom Mönch gewünschte weiße Meditationskleidung fertigte, zum doppelten Preis dessen, was am Strand dafür verlangt wurde. Das Gleiche galt für den Schmuckladen, aber auch für die ayurvedische Apotheke im Haus, bei der die Medikamente erheblich teurer waren als im nahen Städtchen Aluthgama. Und was für jene Heilmittel zu bezahlen war, die Dr. Alawattegama auf Wunsch für daheim verordnete, erreichte auf der Hausrechnung fast europäisches Niveau, war um vieles teurer als in den Dorfapotheken oder gar in Indien.

Aber das hatte wohl mit den üblichen Usancen auf der Ferieninsel gegenüber ausländischen Touristen zu tun. So werden Besucher der zahlreichen Kräutergärten entlang der Hauptstraßen, mit denen die Busfahrer zusammenarbeiten, regelrecht ausgenommen. Für deren Produkte sollen sie fast immer Wucherpreise zahlen.

Und dann wird da noch, wie es einer vierundachtzigjährigen, reiseerfahrenen und geistig wie körperlich überaus rüstigen Dame aus unserer Kurgemeinschaft passierte, die Kundin plötzlich zu einem Stuhl gezerrt, halbwegs entkleidet und angeblich ayurvedisch massiert. Ohne dass ihre einheimischen Begleiter, die natürlich wussten, dass sie gerade von einer echten medizinischen Behandlung kam, einschritten.

Dies sind Kehrseiten des Ayurveda-Booms, wie sie

sich auch nach dem Zeugnis anderer Besucher leider zunehmend breit machten. Die schnelle Abzocke war vielen doch wichtiger als langfristiger Gewinn für alle. Ob sich das seit dem Neubeginn nach der Flutkatastrophe letztlich ändern wird und kann? Zu wünschen wäre es.

Über den besonderen Saft

Die Urintherapie ist eine Mutter von Ayurveda.
Raojibhai Manibhai Patel,
indischer Autor und Politiker

Delhi ist heute eine der turbulentesten Städte der Welt. Innerhalb einer Generation von drei auf fünfzehn Millionen Einwohner katapultiert, wurde die Metropole des zweiten Milliarden-Volkes dieser Erde zu einem jener Albtraum-Ballungsräume der Dritten Welt, die in ihren elenden Teilen längst nicht mehr bewohnbar scheinen, aber dennoch Magnet der armen Massen vom Land bleiben. Denn nur da scheint es Hoffnung auf bezahlte Arbeit zu geben. So verdichten sich die Slums aus Papp-, Plastik- und Blechhütten ins Unerträgliche, während gleichzeitig im Stadtzentrum hinter einem Wald von wankenden Bambusgerüsten Büropaläste aus Beton und Glas himmelwärts streben.

Fast unberührt von beiden Entwicklungen aber bleibt eine Oase in der Mitte von New Delhi, wo sich die Macht des Staates weithin sichtbar manifestiert. Es ist ein grandioses Erbe der Kolonialzeit. Anfang des vorigen Jahrhunderts beschloss das britische Empire, die Hauptstadt seiner glanzvollsten Kronkolonie von Kalkutta nach Delhi zu verlegen. Sir Edwin Landseer Lutyens erhielt einen Auftrag, von dem jeder Architekt nur träumen kann. Er durfte die neue Residenz des Vizekönigs und alles, was dazugehörte, sozusagen mitten in der künftigen Stadt auf der grünen Wiese planen, mit all dem Platz und Pomp, der dem Weltreich angemessen schien. Kosten wurden nicht gescheut, dafür hatten ja die Beherrschten aufzukommen.

So entstand in einer monumentalen Mischung aus kolonialem und morgenländischem Stil der Mogulkaiser in rotem und ockerfarbenem Standstein samt großzügigen Park-, Parade- und Rasenflächen eines der imposantesten Regierungsviertel der Erde. Der Palast des Vizekönigs, heute als »Rashtrapati Bhavan« Sitz des Präsidenten, erreicht fast die Ausmaße des Buckingham Palastes in London, beschäftigt aber weitaus mehr Gärtner – vierhundertachtzehn insgesamt, wovon fünfzig Knaben bloß lästige Vögel verscheuchen. Die protzigen Verwaltungsgebäude davor, jetzt Regierungssitz und Ministerien, blicken von einem flachen Hügel hinab auf den Rajpath, einst Kingsway, heute Platz für farbenprächtige Staatszeremonien der größten demokratischen Republik der Welt. Denn nur sechzehn Jahre, nachdem Lutyens das gewaltige Monument der imperialen Herrschaft fertig gemauert hatte, mussten der letzte Vizekönig, Lord Mountbatten, und seine aus Landsleuten bestehende Regierung die Gebäude schon wieder räumen. 1947 fand die Ära des Raj, wie die britannische Oberhoheit von den Indern genannt wurde, ihr jähes Ende. Das volkreichste Land des Empire wurde unabhängig. In den prächtigen Komplex zogen die neugewählten Herren von Mata Bharat, der Mutter Indien, ein.

Mehrere von ihnen habe ich dort interviewt, unter anderem Indira Gandhi, die streitbarste und kriegerischste unter den indischen Herrschern. Das denkwürdigste Gespräch, zumindest was meine spätere Ayurveda-Neigung betrifft, war aber wohl jenes mit dem Kurzzeit-Premier Morarji Ranchhodji Desai im Jahre 1977. Der gewann damals, schon einundachtzig Jahre alt, völlig überraschend die Wahlen gegen Frau Gandhi, die zwei Jahre vorher einem drohenden Machtverlust mit brutalem Ausnahmezustand und hunderttausenden Verhaftungen zuvorgekommen war.

Sie hatte aus diesem Anlass wegen wohl allzu unbotmäßiger Berichterstattung auch ein Einreiseverbot samt Haftbefehl bei Missachtung desselben gegen mich erlassen, mein Freund S.P. konnte ihrer Verfolgung nur durch zeitweise Emigration nach Nepal entgehen. Ihren Nachfolgern waren wir umso willkommener. Nun saß der kleine, dürre, irgendwie immerzu zornig wirkende Desai im weißen Baumwollpyjama hinter dem Schreibtisch seiner Vorgängerin und kam nach den üblichen hochpolitischen Themen auf Gesundheit zu sprechen. Der Premier, ein bekennender Hindu-Fundamentalist und überzeugter Ayurveda-Anhänger, war nicht nur lebenslanger Vegetarier der striktesten Art. Alkohol hielt er für eines der verderblichsten Gifte der Menschheit und mühte sich nach Kräften, seine danach dürstenden Landsleute davon abzubringen. In seinen siebenundzwanzig Regierungsmonaten legte er die Hälfte der indischen Bundesstaaten trocken, in deren Zuständigkeit der Alkoholverkauf lag. Das führte freilich nur dazu, dass der Schmuggel blühte und die Zahl der Todesopfer nach dem Genuss von Selbstgebranntem hochschnellte, da dieser zu oft Methylalkohol enthielt. Der asketische Politiker selbst bevorzugte indes neben der geliebten Kuhmilch einen ganz besonderen Saft.

Seinen eigenen Urin.

Über den Vorteil einer solchen möglichst lebenslangen Eigenurinkur unterhielten wir uns, nachdem das Tonbandgerät abgeschaltet war. Der Premier geriet darüber fast in Ekstase, ruderte mit den Händen, zeigte auf sich: »Look at me! Look!« Er erfreue sich mit einundachtzig Jahren bester Gesundheit, könne es ganz easy mit all den Youngstern seiner Regierung aufnehmen. Dann schaute er mich an: »You too should drink your urine, you would need it!« Dann aber maß er mich noch einmal kritischer und befand: »Nein, Sie sollen das gar nicht. Sie trinken ja Whisky.« Den eigenen Urin dürften aber nur Menschen trinken, die Veganer seien, kein Fleisch und keinen Fisch, überhaupt nichts Tierisches äßen und vor allem keinen Alkohol tränken. Sie würden sich sonst mit dem eigenen Saft noch mal vergiften.

Für alle Interessierten: Das gilt übrigens auch für Kaffee und starken schwarzen Tee und starke Gewürze – und das in Indien, dem Land der Teetrinker und Currys.

Mit derlei Warnungen entließ der ebenso willensstarke wie kauzige Regierungschef meinen Freund S. P., auch Whiskytrinker, und mich, und so kamen wir nie in Versuchung, es mal mit dem eigenen Abwasser zu probieren, wie gesund das auch sein mochte. Desai, der nach gut zwei Jahren wieder der lebenslangen Konkurrentin Indira weichen musste, wurde mit seiner eigenwilligen Kur, die er eifrig öffentlich vertrat, immerhin neunundneunzig Jahre alt und war bis zu seinem Tod 1995 geistig und körperlich topfit.

Er war es auch, der alles Erdenkliche für die Renaissance von Ayurveda in seiner Heimat tat, »das ja auch den medizinischen Einsatz von Tier- und Menschenurin bei der Behandlung verschiedener Leiden befürwortet«, wie er schon 1959 voller Begeisterung für die Sache im Vorwort eines Buches über Urintherapien geschrieben hatte.

Als der »Spiegel« die Geschichte über seinen Drang zum Urin brachte, gab es ein weltweites Echo darauf und vielfältige Debatten über bis dahin offenbar eher im Verborgenen verbreitete Urintherapien und deren möglichen Nutzen. Ich bekam bei meinem nächsten Indienbesuch Ärger mit dem dortigen Außenministerium. »Wissen Sie überhaupt, was Sie uns da angetan haben?«, wütete ein Mitarbeiter des Ministers, mich am Revers schüttelnd. »Wann immer wir oder unsere Botschaften einen Empfang geben, reißen die Gäste blöde Witze darüber, was wohl in den Gläsern wäre. Sie haben uns in der ganzen Welt lächerlich gemacht!«

Im »Spiegel« selbst hatte ich zunächst einige Schwierigkeiten gehabt, die Urinkostprobe aus der indischen Staatskanzlei überhaupt ins Heft zu bringen. Zu exotisch und ungustiös erschien sie den Verantwortlichen und womöglich könnte der Regierungschef eines der größten Länder der Welt die Geschichte angesichts des zu erwartenden Echos dementieren.

Aber dass das Leben selbst die aberwitzigsten Geschichten schreibt, begegnete mir in meinem langen Journalistenleben öfter. Eine Story, mit der ich zunächst ähnliche Glaubensprobleme in der Redaktion hatte, war etwa die Art, wie sowjetische Lkw-Fahrer den Anti-Alkohol-Ukas ihres »Mineralsekretärs« Michail Gorbatschow buchstäblich umgingen. Das erfuhr ich bei einem Besuch in Moskau und konnte es, da mir anfangs selbst der Glaube fehlte, dann auch selbst beobachten: Die Milizionäre hatten laut Gorbatschow-Order die bekanntermaßen besonders wodkaanfälligen Lastwagenfahrer streng zu kontrollieren, ob sie unter Alkohol standen. Mangels geeigneter Geräte ließen sie sich von verdächtigen Chauffeuren anhauchen, was vorherigen Wodkagenuss verriet. Dann kassierten sie, meist freilich für die eigene Tasche.

Die Fahrer kamen auf einen Ausweg, der angeblich ursprünglich vom Militär stammte. Sie tranken ihr gewohntes »Wässerchen« nicht mehr, sondern führten sich die Ration a Tergo zu, heißt, sie spritzten sich Wodka per Klistier in den Anus. Der sozusagen über den Hintern genossene Schnaps brachte gleich zwei Vorteile: Er wirkte schneller, da er ohne große Umwege über andere Organe ins Blut gelangte – und er war von den Ordnungshütern nicht mehr zu erschnüffeln. Ich mochte es kaum glauben, aber ein Freund – der kurze Zeit später von der russischen Mafia erschossen wurde – brachte mich zu einem Treff, wo eine Gruppe von Chauffeuren ihren Aufmunterungstrank vor der Abfahrt afterwärts einführten. Den Brauch übernahmen auch jugendliche Junkies, die den schnellen Kick genossen und regelrechte Klistier-Partys feierten. Ich weiß nicht, ob diese seltsame Art des Genießens heutzutage, da Wodka längst nicht mehr verpönt, sondern wieder Volksnahrungsmittel ist, noch weiter gepflegt wird.

So viel über das Glauben oder Nichtglauben von seltsamen Bräuchen. Was ich damals in Indien, als es um die wundersame Heilkraft von Urin ging, noch nicht wusste, und auch nach einigen Kuren und der Lektüre etlicher Ayurveda-Bücher nicht vermittelt bekam: Urintherapien sind in vielen Kulturen seit ältester Zeit bekannt. »Trinke das Wasser aus deiner eigenen Zisterne« steht schon im Alten Testament und »während des Fastens wasche dein Gesicht damit«, empfiehlt das Neue Testament. Hippokrates hielt Urin für ein wirksames Mittel gegen Augenleiden, Geschwüre und Tollwut.

Indische Yogis leben tagtäglich mit dem »gelben Becher«, der Geist und Körper, darauf schwören sie, elastisch hält bis ins hohe Alter. Buddhistische Lamas in Tibet werden damit ebenso uralt wie indische Jain-Mönche.

In den Dörfern des Subkontinents wissen Anhänger der Eigenurintherapie, was der jeweils geeignetste Stoff gegen bestimmte Leiden ist: frischer Morgenurin aus dem Mittelstrahl zum Einnehmen, das Körperwasser aus dem Anfangs- und Endstrahl für äußerliche Anwendung, in der Erde (heutzutage auch im Kühlschrank) bis zu einem Jahr gelagerter Urin für äußerliche Anwendung in speziellen Fällen, wie schweren chronischen Hautleiden. Großmütter behandeln ihre Enkel mit deren eigenem Saft – etwa ein paar erwärmte Tropfen ins Ohr, wenn es dort schmerzt. Hilft sofort, beteuern sie. Auch der Urin anderer Personen wird zu Heilzwecken eingesetzt, als besonders wirksam gilt der von vorpubertären Knaben.

Mag alles höchst anrüchig klingen, aber auch etliche Produkte westlicher Pharmaindustrie, beispielsweise gegen Haut- oder Pilzerkrankungen, enthalten Harnstoffe. Ein vielverschriebenes Mittel des Pharmakonzerns Bayer gegen Nagelpilz besteht fast ausschließlich aus Harnstoff. Im Urin findet sich das Hormon Melatonin, das für gesunden Schlaf sorgt. Nitroglycerin, ebenfalls im Urin, befördert den koronaren Blutfluss.

In China wird aus dem Abfluss öffentlicher Bedürfnisanstalten die Substanz Urokinase gewonnen, die weltweit in Medikamenten gegen Thrombosen und Embolien enthalten ist. Naturheilverfahren, wie Homöopathie oder Hydropathie, schreiben Urin- oder Harnstoffen eine wichtige Rolle bei der Bekämpfung der verschiedensten Krankheiten zu. Im alten Ostpreußen, davon wissen Heimatvertriebene zu berichten, galt der »Pischlappen« als probates Heilmittel bei allen äußeren Verletzungen.

»Ein ganz besonderer Saft – Urin« betitelte die Journalistin Carmen Thomas ihr Buch über das »wunderbare Heilmittel«, das sie zuvor in einer Radiosendung des WDR abgehandelt hatte und in dem sie auch unsere Urin-Geschichten und Interviews brachte. Die Sendung fand ein ungeheures Echo, es kamen zahllose eigene Erfahrungsberichte von Hörern, etwa zu dem noch in meiner Kindheit auf dem Dorf bekannten Gurgeln mit Urin bei Halsentzündungen sowie zu äußerlichen Anwendung bei Ekzemen oder Pilzbefall, welche die Autorin in ihrem urinären Werk verwendete.

Urin, nicht nur der eigene und der von Menschen, wird auch schon in den ältesten ayurvedischen Überlieferungen beschrieben. Wegen des unguten Ruchs, der den Stoff belastet, wird er heute nur noch selten und kaum je an Ausländern praktiziert. Deshalb kommen Urintherapien auch so gut wie gar nicht in den zahllosen international verbreiteten Ayurveda-Büchern vor, die sich sonst mit fast allen Aspekten dieser Heilkunst beschäftigen.

Auf dem Subkontinent heimische Autoren sind nicht so zimperlich. Kuhurin helfe, so lehre Ayurveda, gegen alle möglichen Leiden, schreibt der indische Arzt Dr. Garde. Etwa gegen Wurmbefall und Blutkrankheiten. Schafurin sei besser gegen Asthma, auch als Ohrentropfen, Eselurin gegen Hysterie. Elefanten- oder Stutenurin habe er erfolgreich bei Hautkrankheiten angewendet. Das Gleiche gelte für menschlichen Urin, den er nur äußerlich gebraucht sehen will. Er war, was aus anderen Stellen seines Buches hervorgeht, wohl kein Vegetarier, während aber alle die Tiere, deren Urin er anpreist, reine Pflanzenfresser sind. Übrigens empfahl er auch den Dung verschiedener Tiere, darunter Vögel, zur äußerlichen Anwendung gegen menschliche Leiden.

In der Ayurveda-Urschrift »Sushruta samhita« wird eine Harndiagnose geschildert, die verschiedene Leiden anzeigen könne, darunter unterschiedliche Arten von Diabetes (der Harn Zuckerkranker zieht Ameisen und je nach Art bestimmte Insekten an).

Gar als »Mutter von Ayurveda« bezeichnet Raojibhai Manibhai Patel die Urintherapie in seinem Buch »Manav Mootra« (so heißt Eigenurintherapie auf Gujarati). In der »Caraka Samhita« steht sogar der bemerkenswerte Satz: »Urintherapie benötigt gar keine Diagnose. Der Gesunde wird dadurch gestärkt, der Kranke gesund.«

Insgesamt empfiehlt Ayurveda den Einsatz des Urins von acht Tieren als Heilmittel, neben den bereits genannten noch Ziege, Kamel und Büffel, vornehmlich der weiblichen Spezies. Denn der Urin zerstöre »äußere wie innere Körpergifte«. Tiere, so ist auch in alten Büchern zu lesen, handeln aus ihrem Instinkt heraus danach und nutzen ihren Urin als Heilmittel bei Verletzungen.

Wie in der indischen Mythologie nicht zu vermeiden, kommt das Wissen um den Segen des delikaten Stoffes direkt von den Göttern. »Urin ist wie Nektar, er vertreibt Krankheiten und das Alter«, heißt es in einem alten Sanskrit-Text über einen Götterdisput. Empfehlung: Der Stoff solle vor Gebrauch (trinken, durch die Nase hochziehen oder einreiben) in einem Behältnis aus Gold, Kupfer oder Ton aufbewahrt werden. Dem regelmäßigen Nutzer des körpereigenen Nektars wird, wie bei Himmelsbewohnern halt so üblich, ein Leben prophezeit, das so lange währen soll, »wie es Sterne und den Mond gibt«.

Na ja. Wer Gesundheit oder Heilung bei Ayurveda sucht, muss sich ja nicht dem spirituellen Glauben unterwerfen, aus dem die Lehre vom Leben herstammt, versichern seriöse Ärzte. Denn da gibt es auch sonst noch allerlei, was an Ayurveda-Mythen dranhängt und auch verbreitet wird, einem Nicht-Asiaten aber auf den ersten Blick eher als hinterindischer Humbug erscheinen mag.

Ohne Zweifel kann vieles an Ayurveda jedermann überall ansprechen. Diäten in ihrer nicht krassesten Form gleichen etwa dem, was man auch bei uns darunter versteht und für gesund hält. Die Massagen haben ein Wohlfühl-Potenzial, dem man sich nur allzu bereitwillig hingibt, das geradezu süchtig machen kann. Diagnosen entsprechen oft jenen, die wir vom heimischen Arzt erhalten. Dass die Medikamente ausschließlich natürlichen Ursprungs sind, mag uns angesichts der dräuenden Nebenwirkungen chemischer Präparate durchaus zusagen.

Zuweilen stößt man jedoch an Grenzen, wo unsere Denkschemata den Dienst versagen, wo Ost und West, wie Rudyard Kipling prophezeite, nicht mehr zueinander finden mögen. Doch auch das gehört zu Ayurveda, das aus einer ganz anderen Kultur, Zivilisation und Religion entstanden ist. Wir müssen es nicht begreifen, schon gar nicht als gelegentliche Kurgäste, auch nicht daran glauben. Aber es kann keinem schaden, das eine oder andere darüber zu wissen. Zumal die durchaus auch schon kommerziell betriebene Ayurveda-Medizin den Patienten damit meist absichtlich verschont. Er könnte sonst ja, sorgen sich die Nutznießer des Ayurveda-Booms, verunsichert, geschockt oder gar abgestoßen werden.

Denn was könnte ein Normalsterblicher aus dem Abendland wohl mit dem guten Rat anfangen, um möglichst lang gesund zu leben, solle man von allem, was man erlebt, losgelöst bleiben: »Eine ayurvedische Empfehlung, um geistigen Frieden zu fördern, ist Isolation und der Verzicht auf die Teilnahme an weltlichen Angelegenheiten und Gesellschaft überhaupt.«

Ganz unbekannt ist das auch in unserem Kulturkreis nicht, aber allenfalls für seltsame Wesen wie mönchische Eremiten denkbar. Ein Kollege hat es nach schwerer Krankheit jahrelang in selbst gewählter Isolation am Himalaja versucht, ist dabei aber immer wieder mal ins normale Dasein zurückgefallen. Und die zeitweise besiegt geglaubte Krankheit hat ihn zuletzt doch hinweggerafft.

Der Einzelne soll daher lernen, empfiehlt der Ayurveda-Autor Vasant Lad, »in dieser Welt zu leben, aber dabei nicht von dieser Welt zu sein«. Denn nur ein Leben ohne Stress und Abhängigkeiten führe zu natürlicher Langlebigkeit. Nicht so einfach, dieses Nicht-dabei-Sein – und für mich selbst kann ich es mir gar nicht vorstellen.

Dass Astrologie in der indischen Mythologie und damit auch in der ayurvedischen Lehre eine große Rolle spielt, ist bekannt. Aber dass Sonne, Mond und Sterne großen Einfluss nicht nur auf die Menschen und deren Schicksal insgesamt, sondern auch auf die einzelnen Organe haben, zählt zu den Feinheiten der Wissenschaft vom Leben. Die Sonne repräsentiert demnach die männliche Energie, der Mond die weibliche, die Sonne beeinflusst das Bewusstsein, der Mond den Geist. Bei der Nahrungsaufnahme wird's wieder eins: »Man sollte lieber zu den Zeiten essen, an denen die Sonne am Himmel steht, denn die Sonne ist der beste Freund des Menschen«, schreibt Lad.

Den Planeten wird Einfluss auf bestimmte Körperteile zugeschrieben. Mars ist der Himmelskörper für Blut und Leber. Saturn wirkt auf die Muskeln. Die Geschlechtsorgane reagieren auf Venus. Für das Hirn ist Merkur verantwortlich.

Die eigenen Körperteile wiederum haben ihre eigenen Wechselbeziehungen zum All und zu Nichtkörperlichem. Der Kopf gilt als »Tor zum Himmel«. Die Augen sind »die Fenster zur Seele«. Die Haut ist ihr Spiegel. Sitz der Seele, die auch körperliche Funktionen beeinflusst, ist das Herz.

Gesundheit und Wohlbefinden des Menschen werden von seiner Umwelt geprägt, darunter von Worten, Tönen und Farben. Deshalb spielen auch sie im ayurvedischen Heilungsdenken eine große Rolle. Orale Übungen, wie das Wiederholen persönlicher Mantras, das Rezitieren von Gebeten oder vedischen Versen, zählen sowohl im Hinduismus wie im Buddhismus nicht nur zum religiösen Zeremoniell, sondern sollen auch das körperliche Befinden positiv beeinflussen. Das Gleiche gilt für die Meditation. Ein Jahr regelmäßiger Meditationsübung verlängere auch das Leben um ein Jahr, verheißt eine ayurvedische Faustregel.

Ayurveda empfiehlt auch Musik als Medizin. Die alte Lehre von »Ghandara Veda«, dem Wissen von Tönen, spielt eine Rolle bei verschiedenen Dosha-Störungen. Besänftigende Töne indischer Raga-Musik verlangsamen den Puls, ihre schnelleren Rhythmen beschleunigen ihn. Die sieben Noten der indischen Tonleiter entsprechen den sieben Farben des Spektrums, den sieben Dhatus oder den sieben *Chakras,* Energiezentren im Körper. Sie beeinflussen deren kinetische Energie. An einer amerikanischen Universität hätten Studien Hinweise darauf erbracht, dass vedische Urklänge das Wachstum von Krebszellen bei Ratten hemmten, behauptet die Ayurveda-Praktikerin Pratina Raichur in ihrem Buch »Wahre Schönheit«. Die Raga-Musik folgt den Rhythmen der Natur. Das gilt aber nicht nur für indische Töne, bei denen menschlichen Stimmen und Flötenspiel nebst Trommeln die größtmögliche Wirksamkeit zugeschrieben wird. Auch gregorianische Chöre, Barockmusik, Mozart, Beethoven, gar Jazz oder Latinoklänge können Geist und Körper positiv beeinflussen, sind sich manche Ayurveda-Experten sicher. Musiktherapien sind tatsächlich auch bei uns nicht unbekannt. Man solle solche »heilenden Klänge« sitzend, mit geschlossenen Augen genießen, heißt es. Damit könnten Angstgefühle verjagt, nervöse Herzbeschwerden, Stress und Kummer bekämpft, die Konzentration und der Schlaf verbessert, Zuversicht und innerer Frieden gestärkt werden.

Auch Gerüche dienen laut ayurvedischer Lehre der Gesundheit. Die Doshas werden durch bestimmte Aromen ausbalanciert. Vata tut warm, süß und sauer gut, etwa der Geruch von Orangen, Basilikum oder Gewürznelken. Süße und kühle Aromen wie die von Rosen, Minze oder Jasmin nutzen Pitta. Kapha mag es warm und würzig, etwa Eukalyptus, Kampfer oder Wacholder. Die Gerüche wirken auf das limbische System. Und von dort weiter auf den Hypothalamus, jenen Teil des Zwischenhirns, der das vegetative Nervensystem reguliert. Düfte nimmt der Mensch nicht nur durch die Nase auf und identifiziert sie dann mit Hilfe des Gehirns. Sie werden im Geruchsorgan in elektrische Reize umgewandelt und damit direkt ins limbische System geleitet. Dort werden durch die Duftreize neurochemische Stoffe ausgeschüttet, die für emotionale Empfindungen verantwortlich sind wie Sympathie oder Abneigung, Erinnerungen, Kreativität, Motivation, aber auch für Temperaturempfinden, Hunger, Durst, Wachstum, Schlaf, Glück, Zorn, sexuelles Verlangen. All das wird nicht nur laut dem »Propheten der perfekten Gesundheit«, Deepak Chopra, durch Aromen beeinflusst und gesteuert. Die entsprechenden Gerüche können dem Körper durch aromatische Öle in heißem Wasser, Aromatöpfen oder Räucherstäbchen zugeführt, somit bestimmte Emotionen ausgelöst oder gesteuert werden. Die weisen Männer der Vorzeit wussten offenbar bis ins Detail über Körperfunktionen Bescheid und werden durch neue wissenschaftliche Erkenntnis bestätigt: Man kann ja tatsächlich jemanden »riechen« – oder auch nicht.

Dass laut Ayurveda Steine oder Farben durch Einfluss auf den Hormonhaushalt oder auf die Psyche heilen können, wurde schon erwähnt. Die detaillierten Anweisungen gehen dabei so weit, dass etwa bei Diamanten, denen »verjüngende Kraft« zugeschrieben wird, sehr auf die Qualität des Edelsteins geachtet werden soll, denn: »Diamanten von niedriger Qualität haben negative Wirkungen auf den Körper.«

Die Kraft der Steine und Metalle kann man neben dem Tragen (»Brillant, in Gold gefasst, mindestens zwei Karat« – wer immer sich so etwas auch leisten kann – am rechten Ringfinger) auch trinkend zu sich nehmen: den Stein vierundzwanzig Stunden in ein Glas Wasser legen und dieses danach (ohne Stein) austrinken. Statt Mineral- halt mal Edelsteinwasser, warum auch nicht? Metalle sind zu kochen, statt Ingwer- gibt's dann eben Goldtee.

Was die Farben betrifft, sollten sich die jeweiligen

Dosha-Typen in Räumen bewegen, deren Wände, Vorhänge usw. mit den ihnen zuträglichen Farben gestaltet sind. Luxuriöse Wellness-Einrichtungen à la Ayurveda bieten derlei bereits an.

Die Zubereitung von gewissen Medikamenten laut überlieferten, vielleicht auch nur später dazu erdachten ayurvedischen Anweisungen gemahnt an mittelalterliche Alchimistenküchen: Manche Materialien müssen vor Gebrauch monatelang vergraben werden, andere sollen bis zu hundertacht Tage lang köchelnd reifen. Bestimmte Stoffe dürfen nicht mit Frauenhänden in Berührung kommen, andere können bloß in von Mönchen gereinigten und dann versiegelten Räumen ihre Wirksamkeit erhalten.

Muttermilch, Baby-Pisse und Vogelkot, Knochen- oder Perlenasche, alles heilt irgendetwas, nur wissen es halt nicht alle. Noch vor allem anderen aber hilft angeblich auch schieres Wasser, zehn Minuten lang abgekocht, dann den Tag über literweise getrunken.

Viel Hokuspokus, mag man bei der Lektüre solcher Rezepturen denken, sicher nicht immer zu Unrecht. Auch dass die Therapieräume stets von Norden her zugänglich sein sollen, die Massageliege in Nord-Süd-Richtung ausgerichtet und der Therapeut sich von Osten her nähern soll, zählt zu den (nach meinen eigenen Erfahrungen in der Praxis wenig beachteten) Richtlinien fanatischer Ayurvedisten. Das Gefäß mit Salzwasser im Westen des Behandelten, in das vom Masseur »negative Energien« abgestreift werden sollen, auf dass er nicht selbst daran Schaden nehme, habe ich bewusst ebenfalls noch nicht gesehen. (Freilich tat meine Moskauer Bioenergie-Wunderheilerin Dschuna Dawitaschwili Vergleichbares – sie schüttelte während der Behandlung immer wieder ihre den Körper des Patienten heilend streifenden Hände erdwärts ab, um negativ Aufgenommenes loszuwerden, damit es nicht sie selbst befalle. Und nach schwierigen Fällen musste sie sich zuweilen völlig verausgabt für Stunden hinlegen.)

Aber dann stößt man bei all dem unserer Meinung nach faulen Zauber plötzlich wieder auf überraschend Konkretes, bei aller Skepsis Nachweisbares, obwohl es auch überaus exotisch anmutet. Bevor es von den Briten ins Abseits gedrängt wurde, praktizierte Ayurveda in den davon alljährlich betroffenen Teilen des Subkontinents eine Art von Pockenimpfung – und zwar schon lange bevor diese Immunisierung gegen die tödliche Seuche vom englischen Arzt Dr. Edward Jenner Anfang des 19. Jahrhunderts entdeckt wurde.

Darüber existiert die schriftlich niedergelegte Schilderung des Kolonialarztes Dr. J. Holwell von Mitte des 18. Jahrhunderts aus Bengalen. Brahmanen von einem bestimmten Stamm reisten dort vor Beginn des Sommers in kleinen Gruppen von Dorf zu Dorf. Ein Monat vor der jeweils bekannten Ankunftszeit durften die Bewohner keine Milch trinken, kein Ghee und keinen Fisch mehr essen. Wenn die Heiler kamen, massierten sie die Männer am Ober-, die Frauen am Unterarm. Dann stachen sie mit einem kleinen Metallinstrument oder der Spitze eines Büffelhorns in die Stelle, bis Blut austrat. Ein Stück Baumwolle, mit geheim gehaltenen Heilmitteln präpariert und ein paar Tropfen Gangeswasser getränkt, wurde darauf gebunden und musste dort sechs Stunden lang bleiben. Danach sollte die vorher verordnete Diät noch ein Monat lang fortgesetzt werden.

Wo immer die impfenden Wanderheiler gewesen waren, gab es danach keine Pockeninfektionen, was der englische Augenzeuge als »Wunder« einstufte. Die westlich entwickelte Pockenimpfung, ebenso wirksam, wurde von den Kolonialbehörden in Indien allenfalls in Städten durchgeführt, sodass es bis ins 20. Jahrhundert auf dem Lande immer wieder zu Epidemien kam. Heute sind die Pocken dank der von der WHO überwachten Massenimpfung weltweit so unter Kontrolle, dass die Impfpflicht weitgehend abgeschafft werden konnte.

Dazu noch etwas zum Gangeswasser. Für gläubige Hindus ist es ein Wundermittel für und gegen alles und jedes. Dieser heilige Fluss muss zu jenen Zeiten wohl noch wesentlich sauberer gewesen sein, als es die Kloake von heute ist, aus der die Gläubigen aber davon unbeeindruckt nach wie vor ihren »Nektar« schlürfen. Wann immer ich in Indien war und in Ganges-Nähe zu kommen versprach, wurde ich von Bekannten gebeten, ihnen eine Flasche Wasser aus dem heiligen Strom mitzubringen, der seine heilenden Kräfte laut Überlieferungen aus dem jungfräulich reinen Schnee des Himalaja schöpft, wo viele der Götter wohnen. Den ganzen stinkenden Unrat, auch halbverkohlte Leichenteile etwa am Ufer von Benares (Varanasi) vor Augen, schüttete ich dann jeweils ein stilles Mineralwasser in eine Flasche, um meine Freunde nicht zu vergiften.

Sie stellten das kostbare Nass guten Glaubens vor den Altar des Hausgottes und nahmen oder gaben bei Bedarf einen Schluck daraus, in der Gewissheit, das Wasser werde seine Wirkung tun. Ich habe mich natürlich gehütet, ihren Glauben daran je in Zweifel zu ziehen.

Schleichendes Gift

Die Seele ist ewig. In ihr ruht alles Wissen.
Aus der »Caraka Samhita«

Es hatte sich schon länger angekündigt, brach dann aber geballt gleichsam über Nacht aus. Da waren in Wellen auftretende beängstigende Herzdruckbeschwerden gewesen, trotz eingehender Untersuchung ohne nachweisbare organische Ursache. Immer mehr negative und bedrückende Gedanken. Zunehmend psychische Tiefs. Sich Sorgen machen sozusagen um die sprichwörtliche Fliege an der Wand. Gefühle von Nutz- und Sinnlosigkeit. Schlechter Schlaf mit quälend wiederkehrenden Albträumen. Morgens sich möglichst lange im Bett verkriechen wollen, völlige Antriebslosigkeit, bloß nicht hinaus in diese Welt, die so gar nichts Gutes mehr verhieß.

Dazu unerklärliche Dauermüdigkeit. Teilnahmslosigkeit am eigenen Schicksal wie dem anderer, was geht mich das alles noch an? Hilflosigkeit gegenüber Anforderungen des Alltags. Schwierigkeit, sich auf etwas zu konzentrieren. Hinausschieben von notwendigen Entscheidungen. Interesselosigkeit, Niedergeschlagenheit, schließlich offenbares Unvermögen zu lachen oder zu weinen. Von allem ringsum, Menschen, Ereignissen, täglichen Pflichten immer mehr genervt. Befinden zwischen hilflos, voller Selbstmitleid, dann wieder aggressiv.

Der Arzt hatte lang bewährte milde Aufheller verschrieben, dann Stärkeres gegen den beengenden Druck ums Herz. Das half erst ein wenig, dann kaum noch. Eingehende Untersuchung, großes Blutbild. Ohne Befund. Alles dem Alter entsprechend im grünen Bereich. Lange Gespräche darüber mit dem geduldigen und verständnisvollen Mediziner.

Schließlich die befürchtete Diagnose dieses schleichenden Giftes: akute Depression, die behandelt werden muss. Ursachen der Krankheit – und das ist es ja im Gegensatz zu landläufiger Meinung – lagen im persönlich-familiären Bereich und vor allem darin, dass ich meine erfolgreiche wie erfüllende Berufslaufbahn kurz zuvor beendet hatte, was ein nagendes Gefühl eigener Nutzlosigkeit, eine bedrückende Leere, das Gefühl, nicht mehr gebraucht zu werden, in mir auslöste. Ich war sozusagen im Grufti-Eck gelandet.

Dazu unbewältigte Kriegs- und Todeserlebnisse in der Kindheit, wohl auch die vielen Kriege und Katastrophen, in die ich als Reporter immer wieder hineingeraten war. Das jahrelange zähe Ringen mit dem sowjetischen Geheimdienst KGB während der Moskauer Jahre, das ich stets wegzudrücken versucht hatte (»Vor denen habe ich doch keine Angst!«). Insgesamt allzu viel Unbewältigtes, das sich in die Seele gefressen hatte und nun plötzlich geballt wieder hervordrängte. Dazu kamen noch genetische Anlagen: Mehrere meiner Vorfahren waren im Alter in Depressionen verfallen.

Psychologische Hilfe? Vorurteile, begründet oder unbegründet dagegen: Im ganzen Verwandten-, Freundes- und Bekanntenkreis hatte so etwas noch nie nachhaltig geholfen, auch wenn die Behandlung sich über Jahre hingeschleppt hatte. Generelles Misstrauen gegenüber »shrinks«, wie die gemeinhin doch couchsüchtigen Amerikaner ihre Psychiater verhöhnen. Und, so meinte auch mein Arzt, der selbst psychologisch geschult war, wenn ganz offenbar so wenig Bereitschaft zu einer derartigen Behandlung vorhanden sei, würde das wohl tatsächlich nicht weit führen.

Also Medikamente. Psychopharmaka gibt es ja genug, gefährliche Nebenwirkungen freilich auch. Erster Versuch mit einem modernen starken Medikament, nach zwei Wochen wegen totaler Unverträglichkeit abgebrochen. Es führte zu Halluzinationen, Desorientierung, Gefühlen totaler Hoffnungs- und Ausweglosigkeit, völliger Abkapselung von Familie und Freunden. Dazu gerade jetzt noch der siebzigste Geburtstag, ein runder, der sollte doch groß gefeiert werden! Wozu? Wollte man denn überhaupt je so alt werden? Ich hatte doch in meinem Leben wahrhaft eine Menge dafür getan, dass es nicht so weit kommen musste. Was soll das alles noch?

Zweiter Versuch mit einem älteren, weltweit bewährten Mittel, der amerikanischen Modedroge Prozac entsprechend. Beginn mit kleinen Dosen, keine Wirkung. Klar, meinte der Arzt, die Anlaufzeit betrage mindestens vier Wochen, manchmal Monate. Auch danach, mit steigernder Dosierung, kaum merkbare Besserung. Das Gefühl, an einer Mauer oder einem tiefen Graben zu stehen. Was tun? Und wozu überhaupt noch etwas?

Depressionen gehören zu den Krankheiten, bei denen eine professionelle, allerdings längere, intensive Ayurveda-Behandlung möglichen Erfolg verheißt, wenn auch eher in leichten Fällen. Aber die dunklen Gedanken einfach wegmassieren, wie denn wohl? Yoga? Diät? Dass mir dies jetzt wirklich helfen konnte, mochte ich mir nicht vorstellen. Warum denn, wenn selbst die verdammten Hammer-Tabletten, die da im Hirn und bei den Hormonen allerlei umzupolen versuchten, so wenig brachten?

Und überhaupt, mit hunderten Menschen viele Stunden lang in die Holzklasse eines Flugzeugs gepfercht, ohne jede Möglichkeit, dem zu entkommen, wie sollte das wohl gehen? Und dann das Resort mit all den aufgekratzten Leuten. Und was würden die Ärzte denken und sagen, wenn ich da plötzlich wieder auftauchte und murmelte: »Ich habe Depressionen. Tut was dagegen!«

Also nein. Diesmal nicht. Mit dem Zucker, das war ja was ganz anderes, da gibt es Kräuter, Früchte oder sonst was dagegen, was nachvollziehbar ist. Aber bei der kranken Seele, welche »Wunderbirne« sollte da wohl helfen?

Heimisches Zeugs aus der Natur, etwa das viel gerühmte Johanniskraut, hatte ich längst ausprobiert (vielleicht nicht lange genug, soll ja aber auch allerlei Nebenwirkungen haben), hat jedenfalls nix gebracht! Also auch kein Ayurveda und dessen Kräuter. Aber was dann? Stationäre Behandlung? Unvorstellbar, beim Klappskalli zusammen mit anderen Bekloppten im Kreis sitzen und sich seine Wehwehchen von der Seele schreien! Derlei wenig feine und sicher nicht politisch korrekte Gedanken schießen einem in solch vertrackter Situation tatsächlich durch den Kopf, man mag es selbst kaum glauben! Aber Psychologen wie Kranke, die sich hier sicher unverdient so heruntergemacht sehen, kennen das ja selbst.

Vielleicht wäre es doch noch einen Versuch mit Ayurveda wert, ich hatte ja bisher gute Erfahrungen damit gemacht. Die Sonne, das Licht, die Farben, die Tropen statt des trübkalten Hamburger Novembers, ein ganz anderes Umfeld, andere Menschen. Mein Arzt, Zeuge früherer guter exotischer Kurergebnisse, riet zumindest zu einem Versuch, schaden könne der Wechsel in ein ganz anderes Umfeld sicher nicht.

Also, die Schwester gab tatkräftig Beistand, kurzfristig gebucht. Am Tag vor dem Abflug das Kofferpacken dann immer wieder hinausgeschoben. Bringt doch nichts, wozu die ganzen Anstrengungen, die Kosten, hinausgeschmissenes Geld. War da nicht noch die Möglichkeit einer Schlafkur, davon hatte man doch auch schon mal gehört ...

Aber am anderen Morgen flog das Flugzeug – und ich saß drin. Mit mir die Schwester samt reichlich Anhang und dreitausend gebrauchten Brillen, gesammelt für bedürftige Sehbehinderte in Sri Lanka. Sie sollten dort über den Lions Club (Ressort-Eigner Muthumuni war lokaler Präsident) an die Menschen gebracht werden.

Flug erstaunlicherweise okay, herzlicher Empfang in Moragalla, Freude über einen Gast, der diesmal gut vier Wochen lang bleiben wollte. Chefarzt Alawattegama war auch gerade da, hörte geduldig zu, sagte nicht viel, untersuchte gründlich. Fragte nach den Medikamenten. Entschied, erst mal weiternehmen wie gewohnt. Gut so. Denn der Hausarzt hatte mich gewarnt, die Psychopharmaka keineswegs sofort abzusetzen, das könne unvorhergesehene und schwer zu kontrollierende Störungen auslösen. Ich sollte sie allenfalls im Einvernehmen mit dem Ayurveda-Doktor halbieren. Was der dann zusätzlich geben wolle, müsse er selbst entscheiden.

Anfänglich die Behandlungen halt so über sich ergehen lassen. Na ja, war wie immer, nachher aber noch das gleiche leere Gefühl wie daheim. Scheu, auf die anderen Kurenden zuzugehen, die redeten so viel. Warum aber sollte man sich und seine Probleme völlig Fremden offenbaren, ödet die ja bloß an, die wollen sich erholen.

Da half ohne großen Aufhebens der Leitende Arzt des Resorts, Dr. Sisira Kumara Premarathne, Ayurveda-Doktor und Vaidya in dritter Generation, verheiratet mit einer Ärztin, die ebenfalls aus altem Heilergeschlecht stammte. Ein leiser Mensch mit hintergründigem Humor, der seine Aufgaben penibel ernst nahm. Er hatte alle Zeit, ohne sich aufzudrängen. Verordnete eine intensive Akupunkturtherapie im Kopfbereich, die er als gelernter Akupunkturarzt auch selbst applizierte. Nach drei Tagen bereits die Erlaubnis, die zu Hause verschriebene Tablettendosis zu halbieren.

Dann intensive Kopfmassagen und Shirodhara-Behandlungen. Inhalationen, kurze Schwitzkuren (der Kopf bleibt dabei draußen). Extratees den ganzen Tag über, täglich sechs selbstgerollte Pülverchen rein pflanzlichen Inhalts. Ermunterung, in der Gruppe an Yoga, Tai-Chi und Meditationen teilzunehmen. Gemeinsame Gespräche über Herkunft, Sinn und Wirken von Ayurveda. Ansporn dadurch, dass man als sozusagen alter Hase da allerlei an eigenen Erfahrungen zur Diskussion beizutragen hatte.

Durch all das allmähliches Umdenken. Nach fünf Tagen keine Gedanken mehr wie: »Wozu bin ich eigentlich hierher gekommen? Was soll das noch bringen? Flieg doch wieder nach Hause!« Stattdessen wieder Initiative, selbst etwas dazu zu tun, auch wenn es nicht immer ins Behandlungsschema passte. Mal auch hundert Runden im Swimmingpool, vielleicht nicht passend zum eigentlichen Programm, aber offenbar doch wohltuend für den Allgemeinzustand. Man leistete wieder etwas und hatte Freude daran. Wachsende Bereitschaft zur Kommunikation mit anderen, einzeln und in der Gruppe.

Intensives Erleben der Meditationen mit Mönch Sarananda Thero auf seiner verwunschenen Lotusinsel.

Der merkte sehr wohl, was oder zumindest dass etwas los war, sprach nicht groß darüber, band einen aber noch mehr in seine Übungen ein. Viel besserer Schlaf, wofür es auch milde natürliche Tranquilizer gab.

Und dann noch das Verteilen der von der schwesterlichen Delegation mitgebrachten Brillen. Jeweils in einem Tempel, mit heimischen Augenärzt(inn)en, Optikern und freiwilligen Helfern. Da wurden hunderte Menschen, die aus der weiten Umgebung herbeigepilgert waren und trotz der Hitze in langen Schlangen geduldig ausharrten, zunächst von Ärzten auf die Art ihrer Sehgebrechen untersucht. Optiker prüften, welche Dioptrien sie brauchten, dann passten sie die vorher sortierten Brillen an.

Die Beschenkten, darunter besonders viele Frauen, eilten stolz davon, musterten staunend ihre Umgebung oder Begleitung, prüften die Buchstaben in einer Zeitung. Etliche schienen zum ersten Mal in ihrem Leben oder zumindest nach vielen Jahren wieder deutlich sehen zu können.

Da lachten die einen, andere wischten Tränen aus den Augen, die meisten bedankten sich mit nach Landessitte gefalteten Händen oder Handküssen bei den Spendern, versprachen für sie zu beten. Es war über die Maßen anrührend, diese wahre Freude über etwas zu sehen, was zu Hause in der untersten Schublade vor sich hin gestaubt hatte oder im Mülleimer gelandet wäre.

Besonders beeindruckend geriet eine der Veranstaltungen in der alten Inselhauptstadt Kandy, Heiligtum der Buddhisten in aller Welt, da dort in einem Tempel ein Zahn Buddhas als Reliquie aufbewahrt wird. Im Hof und Vorfeld eines weißen Tempels auf einem Berg herrschte wahre Volksfeststimmung (es war auch der Tag vor dem

Vollmond, der jeden Monat feierlich begangen wird). Tausende waren im Sonntagsstaat gekommen, um bei der Brillenvergabe dabei zu sein. Manche humpelten an Stöcken oder gestützt von Angehörigen zu den Stühlen und Tischen, an denen die Samariter werkten oder die Helfer die passenden Augengläser weiterreichten. Mönche unterwarfen sich würdevoll der Auswahlprozedur. Einige tauschten nach Erhalt ihrer Gläser die Etuis aus, da ihnen eine andere Farbe mehr zusagte (oder Glück verhieß).

Es war ein eindruckvolles Beispiel für Entwicklungshilfe vor Ort. Direktes Geben an wirklich Bedürftige, sozusagen von Hand zu Hand. Kein Schwund, keine Abzüge für Nebenkosten, Gebühren, Zölle, keine Spesen, kein Zwischenhandel, keine Korruption. Der Spender hatte daheim die Brille abgegeben und hier bekam sie die halbblinde alte Frau auf der Insel nun aufgesetzt. Ein Schatz für den Rest ihres Lebens, den sie noch sehend verbringen konnte. So einfach kann das auch sein und so viel Beglückendes bewirken.

Und so viele frohe Menschen an einem Ort zu sehen, konnte keinen kalt lassen. Man wurde einfach von der so fühlbar positiven Stimmung mitgerissen. Was wogen dagegen die eigenen Sorgen, begründet oder nicht? Das war das Leben, nicht das Rumoren im eigenen Kopf oder sonst wo. Nahm man sich selbst nicht viel zu wichtig? Besser als jeder Seelenklempner es hätte schaffen können, führte mich das raus aus der selbst gezimmerten Trübsalzelle wieder in die Welt, wie sie ringsum vibrierte.

So kriegte ich irgendwie meinen Rhythmus wieder, gewann auch neues Interesse am Ayurveda und seinen mannigfaltigen Wirkungen. Die wurden jetzt von Tag zu

Tag deutlicher spürbar. Auch bekam ich wieder Freude an den ausgedehnten Spaziergängen bei niedergehender Sonne am Strand (der eigentliche Untergang ist so nahe dem Äquator ja binnen wenigen Minuten vorbei). Wieder ein Auge für all die Menschen rundum. Die Bettler und Trödler, die ich schon von früher her kannte. Die Schneiderin, die immer aufgeregt winkte, um ein neues Hemd, eine neue Hose oder einen neuen Morgenmantel in schreienden Farben anzubieten – und sich selbst dazu, möglichst Heirat inklusive. Alle schienen, so kam es mir jedenfalls vor, darauf erpicht, einem irgendwelche Freude oder Spaß zu bereiten.

Nach zwei Wochen spätestens wusste ich, es war sehr, sehr gut, dass ich mich doch entschlossen hatte, hierher zu kommen. Mir wurde geholfen, wenn ich mir auch noch keinesfalls sicher war, wie lange das anhalten konnte und ob sich nicht doch irgendwann der alte graue Schleier wieder über alles senken würde.

Aber dann normalisierte sich alles immer schneller. Ich konnte anderen Heilungssuchenden, die mit dem Ganzen als Neulinge noch nicht so zurechtkamen, beistehen, selbst dem Chef, der einen wichtigen Mitarbeiter verloren hatte, in verschiedenen Belangen, vor allem sprachlich, behilflich sein. Das Verhältnis zu den Ärzten wurde noch vertrauter, zumal die nicht hinterm Berg damit hielten, dass auch sie mit dem Fortschritt meines Befindens zufrieden waren, die Doshas, wie sie im Puls erfühlten, wieder einigermaßen zueinander fanden. Da war es mir dann auch völlig gleichgültig, ob Pitta oder Kapha vorne lag, solange es mir dabei so gut ging.

Nach vier Wochen fühlte ich mich fast wieder wie der alte Meister mancher Klassen, das düstere Gewölk war weitgehend weggeblasen. Auch nahm ich Negatives wieder kritisch wahr, ohne darüber gleich in neue Trübsal zu verfallen.

Muthumuni hatte wegen der Erfolge seines Institutes, es hatte (zu Recht) eine gute Bewertung seitens der Behörden bekommen, seine Bettenkapazität mit einem schicken Neubau verdoppelt. Er konnte nun um die vierzig Patienten unterbringen, gerade richtig, nicht mehr zu klein, aber immer noch kein Massenbetrieb. So weit, so gut. Aber ein Haken war doch dabei.

Denn die Zahl der Therapeuten war trotz der Vergrößerung annähernd gleich geblieben, nur einige wenige waren neu dazugekommen. Um diese Diskrepanz auszugleichen, hatte er einfach die Behandlungsdauer für die einzelnen Anwendungen verkürzt. Von einer Stunde auf vierzig Minuten für die Vollmassagen, von gut einer halben Stunde auf zwanzig Minuten für die Teilbehandlungen.

Anfangs war mir das gar nicht aufgefallen. Und dann genügte es mir, da ich mit bis zu einem halben Dutzend Anwendungen am Tag in Trab und bei Laune gehalten wurde. Aber irgendwie schien es doch symptomatisch für die Entwicklung des Ayurveda-Business in die Richtung der Maximen der Globalisierung: mehr Geld aus weniger Leistung holen. Sei's drum. Vielleicht zwingt die Flaute nach dem Grauen des Tsunami wieder zu mehr Anstrengung, um Dauergäste zu bekommen und zu halten.

Ich schrieb jedenfalls gegen Ende meiner Kur eine Karte an den Arzt in Hamburg, dass die alten Inder, deren Wissen um das Leben und der weise buddhistische Mönch gegen meine Depressionen angekommen waren. Es freute ihn, und er bestätigte es mir dann beim ersten Termin auch gern medizinisch, sodass ich bei der Halbierung seiner Medikation blieb und sie nach der gebotenen Entwöhnungsfrist mit seinem Einverständnis ganz einstellte.

Sowohl der Arzt als auch die Ayurveda-Doktoren hatten vorsichtig angedeutet, dass dererlei Beschwerden nach gewisser Zeit wiederkommen könnten. Ich will, da ich ja ganz offen über das heikle Problem schreibe, auch keineswegs verhehlen, was dann noch geschah: Ein gutes Jahr lang blieb ich verschont, brauchte keinen Arzt, außer bei der Behandlung von Ekzemen, möglicherweise (im Beipackzettel angeführte) Nebenwirkungen des Antidepressivums, sowie einer chronischen Nagelpilzgeschichte. (Die chemischen Medikamente gegen den Pilz hatten übrigens zu einer negativen Veränderung des Blutbildes geführt, sodass sie nach dreieinhalb Monaten wieder abgesetzt werden mussten.)

Über ein Jahr nach dem ayurvedischen Behandlungserfolg kehrten aber auch schleichend depressive Schübe wieder, wenn auch nicht so quälend wie vorher und medikamentös besser beherrschbar. Dennoch möchte ich nicht auf Dauer mit Antidepressiva und all ihren Nebenwirkungen leben. Der nächste Flug nach Sri Lanka ist daher bereits gebucht und im Gegensatz zum letzten Mal bin ich diesmal durchaus guter Hoffnung, dass mir die Behandlung dort erneut helfen wird.

Mein Glaube an die Wirksamkeit von Ayurveda ist ungebrochen, da mir meine bisherigen fast zwölfjährigen Erfahrungen in der Heimat der Lehre vom Leben bewiesen haben, dass Ayurveda mit Sicherheit keine bloße Placebokur für Gläubige à la Lourdes ist. Ich hatte auch bei der Zuckerkrankheit vorher durchaus meine Zweifel gehabt, doch die vielen Jahre ohne Beschwerden haben mich vom Erfolg überzeugt. Und auch das

Jahr, in dem die Depression, diese ernste, wenn auch leider noch nicht immer ernst genug genommene Krankheit, verschwunden war, lässt mich wieder hoffen. Heißt es doch allgemein, die Wirkung einer ayurvedischen Kur halte normalerweise ein Jahr an.

Insgesamt jedenfalls für mich keine schlechte Bilanz nach diesem guten Jahrzehnt Ayurveda an den Ursprüngen der Lehre vom Leben. Ausreichend jedenfalls, um bei Beschwerden wieder dort Heilung zu suchen und sie auch – mit allen gebotenen Einschränkungen, von denen im Buch ja auch die Rede ist – anderen zu empfehlen.

Sri Lanka hat sich von der Tsunami-Katastrophe, die ich beim letzten Mal um gerade zwei Wochen verpasst hatte, so weit wieder erholt, dass der Ayurveda-Tourismus einen neuen Aufschwung nehmen könnte, es gibt wieder durchaus erschwingliche Pauschalangebote. Und in Indien, wo die Flut nur einen Teil der Südostküste verwüstet hat, die touristisch wie ayurvedisch noch wenig erschlossen ist, hält der Ayurveda-Boom unvermindert an. Er entwickelt sich weiter und findet zunehmend Anschluss an das Komfortniveau des Nachbarn.

»Ist das eine Schokolade?«

Das Angebot von Ayurveda ist nirgendwo so vielfältig, verwirrend und kontrastreich wie in Deutschland.

Diskussionsbeitrag bei einer internationalen Ayurveda-Konferenz in Castrop-Rauxel

Mehr als ein Drittel aller weltweit gedruckten Bücher über Ayurveda ist auch in Deutschland erschienen. Deutsche stellen die meisten Wellness- bzw. Heilungssuchenden in indischen und ceylonesischen Ayurveda-Resorts oder -Kliniken. An hunderten Plätzen zwischen Ostsee und Schwarzwald wird in Deutschland Ayurveda in irgendeiner Form angeboten, zu weit über neunzig Prozent als Wellness-Massage oder meist kurze Kur mit zum Teil abenteuerlichen Versprechungen wie »Jahre jünger an einem Tag«.

Doch nur wenige Menschen hierzulande können mit dem Begriff Ayurveda wirklich etwas anfangen. Anfang der neunziger Jahre lautete im Fernsehen eine Antwort auf die Reporter-Frage, was Ayurveda denn eigentlich sei: »Eine Schokolade?«

Und noch heute verbindet sich mit dem Begriff in der Öffentlichkeit fast ausschließlich Wellness, ein Modewort, das es im Englischen, wo es ja herkommt, bis vor einigen Jahren noch gar nicht gab, das in keinem Oxford-Dictionary stand. Es leitet sich aus einer Kombination der Begriffe »wellbeing«, also Wohlfühlen, und »fitness« her.

Und da sind es vor allem die Massagen, die für das

Wort Ayurveda stehen und mit denen sich exotische Erwartungen verbinden. Massagen mit reichlich Öl, teilweise von mehreren Therapeuten gleichzeitig verabreicht, zuweilen auch, was in den Ursprungsländern verpönt ist, vom anderen Geschlecht und nicht nur äußerst wohltuend. Sie sollen, wird da oftmals gepriesen, gegen Arthritis, Rheuma, Migräne, sonstige Schmerzen und Leiden aller Art helfen, Falten wegmachen und Zellulitis beseitigen, den ganzen Menschen rundum verjüngen. Die Massagen an sich, wohlgemerkt, nicht, was in den Ölen enthalten ist – für eine wahre Ayurveda-Behandlung das Wichtigste.

Ein Jungbrunnen, der auch seinen Preis hat – selten wird solche Wohltat unter einem dreistelligen Euro-Betrag verabreicht. Und noch seltener haben die Therapeuten eine tatsächlich ayurvedagerechte Ausbildung. Ayurvedischer Masseur kann sich, da der Begriff in Deutschland gesetzlich nicht geschützt ist, jedermann nennen, wenn er gerade mal einen Wochenendkurs besucht hat, oder auch gar keinen.

So können die angeblich so wohltuenden Massagen zuweilen durchaus Schaden anrichten, auch wenn sie tatsächlich als angenehm empfunden werden. Vor allem, wenn Amateure nicht bloß fantasievolle Exotica wie »Klangmassagen« verabreichen, sondern sich an kompliziertere und allein medizinisch indizierte Behandlungen wagen. Etwa den Stirnguss mit warmem Öl. Der kann nämlich durch seine Wirkung auf das vegetative Nervensystem schon bei fachgemäßer Anwendung beim Patienten unvorhergesehene Reaktionen hervorrufen.

Darüber hinaus gibt es aber noch die mannigfaltigsten Angebote quer durch den Dienstleistungsgarten. Kosmetikerinnen und Friseure bieten für eine »Ayurveda-

Beauty« entsprechende Gesichts- oder Kopfmassagen an, versprechen »beispiellose Pflegeerlebnisse«, glatte Haut, verstärkten Haarwuchs. Dazu werden die passenden ayurvedischen Mittelchen verabreicht, »heilige Früchte«, Salben mit »sinnlichen Düften«, Öle, Tropfen. Alles zu seinem meist gesalzenen Preis und angeblich original aus Indien, möglichst Kerala, stammend, was durchaus wahr sein kann, aber noch lange nichts über Qualität oder Wirksamkeit sagt. Ernährungsberater propagieren ayurvedisches Essen, Yoga-Lehrer turnen oder atmen angeblich ayurvedagerecht vor, Heilpraktiker, Physiotherapeuten, auch Lebensberater tummeln sich auf dem wachsenden Ayurveda-Markt.

Allzu vielen in der schnell wachsenden Branche geht es wohl vor allem darum, mit dem modischen Schlagwort Ayurveda schnelles Geld zu machen. Die uralte, weise indische Heilkunst, in der so viel Wissen und Erfahrung steckt, wurde vom Business globalisiert und dabei oftmals bis zur Unkenntlichkeit verpanscht.

Der Begriff »wird hierzulande leider geradezu inflationär missbraucht«, klagt Diane Hergarden vom Hotel »Vier Jahreszeiten« am Schluchsee im Schwarzwald. Sie betreibt dort eine eigene Ayurveda-Abteilung, die von einer Ceylonesin geleitet wird und die, wie sie sagt, so authentisch wie möglich ist.

Zu alledem gibt es zuweilen noch eine kräftige Prise Esoterik, vor allem bei Unternehmen, die mit einer New-Age-Bewegung oder mit Sekten zu tun haben. So kam nämlich Ayurveda, wie die Fachautorinnen Monika Kirschner und Bärbel Schwertfeger es in ihrem Buch »Der Ayurveda-Boom« detailliert darstellen, ursprünglich auch nach Deutschland.

Denn unter den ersten, die schon in den achtziger

Jahren ayurvedische Kuren außerhalb Indiens anboten, war die Sekte des ehemaligen Gurus der Beatles, Maharishi Mahesh Yogi. Unter ihrer weltweit eingetragenen Marke »Maharishi Ayur-Veda®« verknüpfte die längst zu einem internationalen Konzern angewachsene Bewegung Teile der ayurvedischen Lehre mit ihrer schon vorher in aller Welt verbreiteten Transzendentalen Meditation (TM), die angeblich nicht nur dem Einzelnen bei all seinen Problemen weiterhelfen, sondern gleich die ganze Welt verbessern sollte. Die Jünger des bärtigen Yogi gründeten bereits Mitte der achtziger Jahre etwas, worum nicht TM-abhängige Ayurveda-Ärzte und -Therapeuten bis heute vergebens ringen: eine »Deutsche Gesellschaft für Ayurveda«.

Und die bildet Ayurveda-Ärzte aus, allerdings nicht in einem fünfeinhalbjährigem Studium und anschließender mindestens zweijähriger Praxis wie in der Heimat des Ayurveda, sondern schon mal in vier Wochenendkursen für Schulmediziner. Danach, so heißt es, könne das dort Gelernte bereits in die Praxis integriert werden. Zur weiteren Ausbildung zählt ein Kurs in Transzendentaler Meditation, denn TM gehört zu Maharishi Ayur-Veda® untrennbar dazu. Deren Ärzte, von denen einige freilich bereits wieder abgesprungen sind, fabulieren zuweilen auch von wundersamen Wirkungen hauseigener Medikamente wie etwa »Maharishi Amrit Kalash« im Zusammenhang mit Krebs.

Die Leiterin des Maharishi-Gesundheitszentrums in Bad Ems, Karin Pirc, verspricht in ihrem Buch »Den Alterungsprozess umkehren« einen Jungbrunnen, der freilich rätselhaft scheint: »Studien zeigen, dass sich das biologische Alter nach zehn Tagen Behandlungsdauer bereits reduziert.« Was immer das nun bedeuten mag.

Doch wohin kann man sich in Deutschland wenden, wenn man nicht transzendental missioniert und massiert, nicht abgezockt oder unprofessionell behandelt werden will und aus vielerlei Gründen einen Flug ins ferne Asien scheut, trotzdem aber eine authentische Ayurveda-Kur machen will?

Keine leichte Frage, vor allem, wenn man eben nicht nur ein wohltuendes Wellness-Erlebnis im Auge hat, wofür sich hunderterlei Adressen verschiedenster Qualität finden, sondern Heilung für ein chronisches Leiden oder andere Beschwerden in einer alternativen Medizin sucht. Denn in Indien approbierte Ayurveda-Ärzte dürfen laut Gesetz in Deutschland nicht medizinisch tätig werden, weder behandeln noch Therapien oder Medikamente verschreiben – es sei denn, sie hätten auch ihren schulmedizinischen Doktor, der hier anerkannt wird. Davon mag es maximal ein Dutzend im Land geben. Eine akademische Ausbildung in ayurvedischer Medizin aber gibt es in Deutschland noch nirgendwo.

Heilpraktiker hingegen dürfen ayurvedisch behandeln und Mittel verordnen, selbst wenn sie, was es auch gibt, bloß einen Schnellkursus des Ayurveda absolviert haben, in Indien, Sri Lanka oder anderswo – auch hier in Deutschland. Natürlich gibt es indische Ayurveda-Ärzte, die als Gäste hier tätig sind, behandeln helfen, therapieren, beraten und auch ausbilden. Aber das alles findet bislang meist am Rande der Legalität in einer Grauzone statt, was die Betroffenen selbst am meisten beklagen.

Dazu kommt, dass selbst jahrhundertelang bewährte Heilmittel des Ayurveda, seien es Pflanzen oder Medikamente aus indischer oder ceylonesischer Produktion, weder legal eingeführt noch verschrieben werden dürfen. Dies, obschon in Indien an die fünfhundert ayurvedische Medikamente nach den Gesetzen des Landes klinisch voll durchgetestet sind.

Wie bereits erwähnt, hat die EU ohnedies schon strenge deutsche Gesetze noch verschärft. Medikamente, die sich aus mehreren Heilpflanzen zusammensetzen, sind untersagt. Erlaubt bleiben allenfalls so genannte Monopräparate aus einem einzigen Inhaltsstoff. Die pflanzlichen Heilmittel aus Indien aber bestehen zuweilen aus Dutzenden verschiedenen Stoffen. Auch da gibt es natürlich längst eine kaum kontrollierbare Grauzone. Per Internet kann etwa über die Niederlande so gut wie alles bestellt und geliefert werden. Auch in Deutschland finden sich Firmen oder Apotheken, die ayurvedische Medikamente als so genannte Nahrungsergänzungsmittel vertreiben – deren Definition in den Niederlanden viel liberaler ist als in Deutschland. Euroved heißt eine der Firmen, die indische Medikamente unter strenger Qualitätskontrolle, wie sie beteuert, importiert und vertreibt.

Etliche ayurvedische Institutionen in Deutschland weichen wegen solcher Schwierigkeiten in ihrer Behandlung auf bereits bewährte heimische pflanzliche Medikamente aus. Dagegen ließe sich wenig sagen, denn die Ayurveda-Lehre selbst empfiehlt den Gebrauch regionaler Nahrungsmittel und Heilpflanzen, diese sind auch zwischen den Schneebergen des Himalaja und den Palmenküsten Keralas durchaus unterschiedlich. Zudem gibt es längst jede Menge sogar wissenschaftlich untermauerte und sozusagen amtlich abgesegnete Beschreibungen der Wirkung rein pflanzlicher Stoffe aus deutschen Landen.

Bloß, so der Einwand eines Laien: Wie lässt sich das

wohl so ohne weiteres auf Ayurveda übertragen, wo eine Vielzahl von pflanzlichen Wirkstoffen traditionell präzise anhand der Doshas, also der drei Konditionstypen von Patienten, angewandt werden? Woher kann man ohne die jahrhundertealte Erfahrung ayurvedischer herbaler Pharmakologie wissen, etwa ob Rosmarin für Vata, Beinwell für Pitta oder Kamille für Kapha gut tut?

Viele Fragen, die noch auf überzeugende Antworten warten. Doch die Zahl der an einer Ayurveda-Behandlung Interessierten wächst stetig, ein Flug nach Indien ist nicht für alle möglich oder ratsam, und die Verhältnisse in Sri Lanka haben sich nach der großen Flut zumindest in Teilen des Landes noch nicht wieder normalisiert. Auch der Bürgerkrieg zwischen Singhalesen und Tamilen flammt wieder auf. So wächst auch das Interesse an möglichst authentischen Ayurveda-Kuren hier in Deutschland.

Die Palette ist recht umfangreich, die Qualität freilich gemischt, zuweilen umstritten. »Was in Deutschland da momentan passiert, ist in den meisten Fällen weder qualitativ hochwertig noch legitim«, so ein ärztlicher Diskussionsbeitrag zu dem Kongress der Kerala Ayurveda Akademie in Castrop-Rauxel. Die Akademie unterhält neben einer professionell geführten Ausbildungsstätte für Personal auch ein Ayurveda Gesundheitszentrum und will es zu einer eigenen Klinik ausbauen.

Vielen Angeboten fehlt ein einschlägig ausgebildeter Arzt, wenn es unter den Anbietern auch jahrzehntelang erfahrene Heilpraktiker und Therapeuten mit einer gründlichen ayurvedischen Schulung gibt, wie etwa am Mahindra-Institut im hessischen Birstein. Dort wird mit Hilfe indischer Experten seit Jahren Fachpersonal umfassend ausgebildet.

So fällt eine Auswahl unter dem ebenso vielfältigen wie objektiv schwer zu beurteilenden Angebot nicht leicht. Drei Kriterien sollten auf jeden Fall erfüllt sein: eine professionelle medizinische Leitung mit möglichst originaler ayurvedischer Ausbildung und Erfahrung, ayurvedisch intensiv geschulte Therapeuten sowie ein präzises Kurangebot von realistischerweise zwei- oder mehrwöchiger Dauer, da eine Behandlung von wenigen Tagen keinen gesundheitlich nachhaltigen Effekt bringen kann. Und: keine vollmundigen Versprechungen von garantierter Verjüngung, dauernder Schönheit oder gar Wunderheilungen bei schweren Erkrankungen. Je zurückhaltender die Selbstanpreisung, desto seriöser ist erfahrungsgemäß das Angebot.

Nach acht so überwiegend positiven Erfahrungen mit der altindischen Medizin in ihrem Ursprungsgebiet entschloss ich mich, es zum Vergleich auch mal mit Ayurveda in Deutschland zu versuchen. Außer in letzter Zeit aufgetretenen leichten arthritischen Beschwerden im linken Schulter- und Kniegelenk sowie weiterhin chronischen Schlafstörungen gab es dabei keinen ernsthaften akuten Anlass für eine Behandlung. Nach Prüfung der verschiedensten Angebote schien mir die Habichtswald-Klinik in Kassel, deren Ayurvedische Fachabteilung 2005 bereits ihr zehnjähriges Jubiläum feiern konnte, geeignet für einen Versuch.

Ayurveda auf Preußisch

Ab nach Kassel!
Schlagwort aus dem 18. Jh.

Der Leiter der Ayurveda-Habichtswald-Klinik, Dr. Ananda Samir Chopra, war auf dem Ayurveda-Kongress in Castrop-Rauxel durch seinen strikt sachlichen, in makellosem Deutsch vorgetragenen Diskussionsbeitrag über unterstützende Therapie mit Ayurveda nach Krebserkrankungen nicht nur mir aufgefallen. Seine Oberärztin Dr. Hilde Kartes-Rohwer klärte mich auf, er sei zwar Inder, aber in Deutschland geboren. Beide vermittelten einen professionellen Eindruck, der auf ihre Klinik neugierig machte.

Der war ich bereits in mehreren Publikationen begegnet, die durchweg positiv darüber berichtet hatten. Dann erschien noch in »Gesund leben«, dem Gesundheitsmagazin des »Stern«, ein Beitrag über die Habichtswald-Klinik von der Buchautorin Bärbel Schwertfeger. Dessen Überschrift »Rosskur auf Altindisch« weckte zusätzlich Neugier. Hatte ich doch selbst Ayurveda trotz zum Teil sicherlich ungewohnter Anwendungen samt den Einläufen und anderweitigen »Reinigungen« durchschlagender Art stets überwiegend als angenehm und wohltuend empfunden.

Nun las ich: »Echte Kuren sind stets komplexe und individuell abgestimmte Therapiekonzepte. Dazu gehören nicht nur verschiedene Arten von Behandlungen wie Öl- oder Pulvermassagen, Schwitzbäder, Einläufe oder Stirngüsse, sondern auch die Verwendung medizinischer Kräuteröle und die Einnahme von Kräuterpräparaten.« So weit, so gut. Genau so kannte ich es ja zur Genüge aus Indien.

Aber dann: »Längst nicht alle Anwendungen sind dabei angenehm.« Na ja, Darmreinigung per Rizinus oder Pülverchen, Einläufe, indiziertes Erbrechen – besonders angenehm ist das sicher nicht, aber doch nur ein kleinerer Teil der Behandlung. Auch das Trinken von Ghee, geklärter flüssiger Butter auf nüchternem Magen, mag manchem unangenehm aufstoßen. Doch unsere täglichen Medikamente schmecken ebenfalls nicht immer nach Ambrosia. Deshalb gleich »Rosskur«? War hessisches Ayurveda etwa gestrenger als das indische?

Das kam auf einen Versuch an. Der Bestätigungsbrief für die Buchung einer zehntägigen Kur zur »Heilung und Entspannung«, also noch mit einem Wellness-Touch, denn das »Panchakarma-Heilverfahren« beginnt dort erst bei vierzehn Tagen, ließ etwas von der Ernsthaftigkeit, mit der man in Kassel die Kur betreibt, ahnen. Unter »Hinweise« hieß es da:

»Es ist ratsam, mindestens zwei Wochen vor Kurantritt folgende Nahrungsmittel zu reduzieren bzw. zu meiden:

- Hierzu gehören vor allem Fleisch, Fisch, Eier und alle frittierten und panierten Speisen
- sowie der übermäßige Verzehr von Süßspeisen aller Art.
- Reduzieren Sie, wenn möglich, auch den Konsum von Kaffee, schwarzem Tee, Alkohol und Tabakwaren.

Das Einhalten einer solchen bewussten Vorbereitungsphase hilft Ihnen, Ihren Körper und Ihren Geist optimal auf diese besondere Kur einzustellen, sodass Ihre Bemühungen mit größtmöglicher Erholung und Regenerierung belohnt werden.«

Derart war ich in der Tat noch nie schon vor Beginn einer Kur in die Pflicht genommen worden. Keine Frage, dass dies bei begrenzter Dauer der Behandlung (das Angebot reicht von vier bis einundzwanzig Tagen) und bei den beträchtlichen Kosten (knapp 800 bis gut 4000 Euro) sinnvoll ist. Dennoch möchte ich in meinem Fall über den Grad des Befolgens dieser gut gemeinten Ratschläge lieber den Mantel des Schweigens breiten. Mir als Genussmensch fällt halt ayurvedisch leben sehr viel schwerer als ayurvedisch kuren.

Noch etwas beeindruckte mich: der beigefügte Fragebogen für die Bestimmung von Prakriti, der »ayurvedischen Konstitution«, also dem Dosha des Patienten. Der enthielt vierundzwanzig präzise, allgemein verständliche und daher unschwer so objektiv wie möglich zu beantwortende Fragen zur Person (siehe Seite 81f.). So etwas – man sollte den Bogen gleich ausgefüllt mitbringen – hatte ich vorher auch noch nicht erlebt. Indische und ceylonesische Ärzte machen sich offenbar lieber selbst einen Eindruck, als sich mit Patientenaussagen abzugeben, und entscheiden dann nach ihrer allgemeinen und Pulsdiagnose – mit den schon geschilderten Differenzen von einer Kur zur anderen.

Ich jedenfalls war nun zufrieden, mir selbst wieder die schon beim ersten Ayurveda-Abenteuer in Indien elf Jahre zuvor diagnostizierte Pitta-Konstitution bestätigen zu können. Dabei blieb es dann auch nach Puls- und Zungendiagnose vor Ort: Pitta, mit starkem Kapha-Anteil, dazu erheblicher Störung von Vata. Ein bisschen tröstlich für die Kapha-Zuteilung par ordre du mufti in Sri Lanka. Wie mir ein kundiger Arzt anvertraute, gerät für einen grazilen Südinder oder Ceylonesen so gut wie jeder etwas massige Europäer leicht zum Kapha-Typen.

Doch nun »Ab nach Kassel«, wie ein gängiges Schlagwort lautet, das eine tragische Geschichte hat: Für den Bau ihrer prächtigen Schlösser und Parkanlagen, darunter den größten Bergpark Europas auf der Wilhelmshöhe, reichte den Landgrafen von Kassel im 18. Jahrhundert die Fronarbeit der Bauern nicht mehr. Sie beschafften sich Mittel für ihren höfischen Prunk durch den Verkauf von Soldaten an fremde Herren. So kämpften hessische, wie Sklaven verscherbelte Rekruten unter anderem für die britische Krone gegen die aufständischen Kolonisten im amerikanischen Unabhängigkeitskrieg. Die Burschen waren zuvor von gräflichen Häschern in den Dörfern eingefangen und »ab nach Kassel« verfrachtet worden, von wo es dann nach Bremen und schließlich zum Zwangsdienst gen Britannien ging.

Die Klinik steht im Schatten des mit Hilfe von solchem Kanonenfutter erbauten Schlosses Wilhelmshöhe am Rande des Habichtswaldes. Heute bildet der weitläufige Park mit exotischen Bäumen, sprudelnden Bachläufen, künstlichen Seen und gewaltigen Kaskaden ein Naherholungsgebiet und Wanderareal auch für die Patienten der Habichtswald-Klinik.

Und die hat, insgesamt dem Grundsatz einer Ganzheitsmedizin folgend, neben Abteilungen für Psychosomatik, Onkologie und Innere Medizin auch etwas, das es in Europa so sonst nirgendwo gibt: eine autarke Ayurveda-Klinik mit dreißig Zimmern. Dazu ein ganzes Stockwerk mit Therapieräumen für die altindische Medizin. Die hatte Klinikerbauer Werner Wilhelm Wicker bei seinen zahlreichen Indienaufenthalten und Kontakten zu dortigen Ayurveda-Heilern und Instituten kennen und schätzen gelernt. Vor gut einem Jahrzehnt integrierte er Ayurveda in sein Klinikimperium.

Der Empfang in der hohen Eingangshalle, die eher dem Foyer eines Luxushotels gleicht, ist aufmerksam und freundlich. Der Patient wird von einer Sekretärin der Ayurveda-Rezeption im dritten Stock abgeholt. Auf dem Weg zum Zimmer lernt er die wichtigsten Wege, Regeln und Termine in dem weitläufigen viereckigen Komplex mit rosenbewachsenem Innenpark kennen. Auf dem Zimmer, ayurvedagerecht ohne eigenen Fernseher, aber mit Notklingel, Durchwahltelefon und Safe, warten weiteres Informationsmaterial, der Termin für das erste Ärztegespräch sowie eine Anwendung noch am gleichen Tag (Fußmassage mit Ghee).

Das Aufnahmegespräch mit Frau Dr. Hilde Kartes-Rohwer dauert länger als eine Stunde, obwohl ich eine Liste meiner bisherigen Krankheitsgeschichte und ein kleines Blutbild mitgebracht habe. Sie fragt eingehend nach Lebensumständen, Gewohnheiten, Alkoholkonsum, Rauchen, Medikamenten, prüft den Blutdruck (wieder mal zu hoch), horcht und klopft ab. Danach will sie wissen, ob es schon mal eine Untersuchung per Doppler-Ultraschall nach Verkalkungen in der Halsschlagader (wegen Schlaganfallsrisikos) gegeben habe. Hat es, ohne Befund, vor drei oder vier Jahren. Sollte man vielleicht mal wieder machen, meint die Ärztin. Sie glaubt, ein Strömungsgeräusch vernommen zu haben, das auf eine mögliche Arterienverengung hinweisen könne (Ergebnis später beim Spezialisten: erfreulicherweise ohne Befund).

Nächsten Morgen soll nüchtern Blut abgenommen werden, für ein großes Blutbild, das im Labor der Gesamtklinik erstellt wird, ohne Zusatzkosten. Und Urin abgeben, sie will den Melatonin-Gehalt prüfen lassen wegen der Schlafprobleme, für die auch ein Mangel dieses von der Zirbeldrüse produzierten Hormons verantwortlich sein könnte.

Für die arthritischen Beschwerden in Schulter und Knie links ändert sie die vorgesehene Massagebehandlung auf Schwerpunkt *Pindasveda*, eine aufbauende und stärkende intensive Massage mit öl- und kräutergetränkten Reisbeuteln (für diesen Fall ist Beinwell indiziert). Es ist die mit umfangreicher Vorbereitung aufwendigste Prozedur unter etwa zwei Dutzend angebotenen Anwendungen und daher entsprechend teuer: 320 Euro für eine Ganzkörper- und 115 Euro für eine Teilanwendung. Das ist im Pauschalprogramm für die zehn Tage nicht drin und wird extra berechnet. Dafür streicht die Ärztin einige andere in meinem Fall weniger wichtige Behandlungen, um es nicht allzu teuer werden zu lassen.

Mit dem Melatonin lag sie übrigens richtig: Der Wert war im untersten Bereich. Sie empfahl die Einnahme von Melatonin-Tabletten über einen längeren Zeitraum. Schon nach zwei Wochen war tatsächlich eine merkbare Besserung des vorher so gestörten Schlafverhaltens feststellbar.

Da ich aus Zeit-, Arbeits- und auch Kostengründen mit zehn Tagen eine Kur gewählt hatte, die keine inneren Anwendungen wie Ghee-Trinken oder Einläufe vorsah, konnte ich den Wellness-Teil des Angebots ausgiebig nutzen. Der besteht in Kassel neben einem tagfüllenden Angebot an Yoga, verschiedenen Meditationen, Mantra-Rezitieren sowie Tanzen vor allem aus der unbegrenzten Gratisnutzung der ebenso prächtigen wie vielseitigen Kurhessen-Therme, die mit der Klinik durch einen unterirdischen Gang verbunden ist.

Das Solebad, dessen warmes Wasser aus etwa siebenhundert Meter Tiefe gepumpt wird, bietet in und außerhalb eines architektonisch imposanten Naturholzbaues zwölfhundert Quadratmeter Schwimmfläche mit Gegenstromanlagen, Whirlpools, Wasserfällen und Rutsche, außerdem einen Saunabereich mit neun Saunen, Dampfbad und eigenem Süßwasser-Schwimmbad. Dazu ausgedehnte Ruheräume mit offenen Kaminen, teilweise mit Rotlicht, über fünfzig Solarien, Duftkammern, alles inklusive, sowie (für ernsthafte Ayurveda-Patienten natürlich tabu) Restaurant, Biergarten, Café und Bar. Insgesamt ein riesiger Tempel des Wohlfühlens, ebenfalls Teil des Wicker-Imperiums.

Und mit dem Wasser nehmen es die Ayurveda-Ärzte nicht so genau wie manche indische Kollegen: Nur während der Ghee- und Abführbehandlungen raten sie vom Besuch der Therme ab, ansonsten stellen sie den Besuch allen Patienten frei.

Ein sicherlich kostspieliger Teil der Ayurveda-Klinik ist die eigene Küche mit Speisesaal, die ganz auf die Bedürfnisse der ayurvedischen Klientel abgestellt ist. Gekocht wird rein vegetarisch, aber original indisch gewürzt, somit erstaunlich abwechslungsreich und wohlschmeckend. Vor dem Essen gibt es einen bitteren Cocktail aus gekochtem Kreuzkümmel, Ingwer und Steinsalz, der das Verdauungsfeuer Agni anregen soll.

Das Frühstücksbüffet, ohne Kaffee und Eier, ist auf verschiedenfarbigen Tischtüchern angerichtet, blau für Vata, rot für Pitta, gelb für Kapha, auf dass die verschiedenen Doshas sich jeweils konstitutionsgerecht bedienen können, aber natürlich darf man überall zugreifen.

Beim Abendessen liegt der Behandlungsplan für den nächsten Tag auf dem Tisch, nach dem man die genehme Zeit für die Arztvisite auf dem Zimmer in eine

Āyurveda-Sektion
Habichtswaldklinik AYURVEDA

Hr. Kogelhaue ....

Ihr Therapieplan

für O Montag O Dienstag O Mittwoch O Donnerstag O Freitag
☒ Samstag O Sonntag

Behandlungszeit		**Behandlung**
....	☐	*Abhyaṅga* = Ganzkörper-Synchronmassage
....	☐	*Svedana* = Kräuterdampfbad
....	☐	*Abhyaṅga (einfach)* = Ganzkörpermassage
....	☐	*Uṣṇasnāna* = Āyurvedisches Schwitzen
....	☐	*Śamana-Basti* = Öl-Darmeinlauf
....	☐	*Śodhana-Basti* = Kräuter-Darmeinlauf
....	☐	*Bṛṃhaṇa-Basti* = Nährender Darmeinlauf
....	☐	*Pādābhyaṅga* = Āyurvedische Fußmassage
10.30	☒	*Śirodhārā* = Ölstirnguß
....	☐	*Gharṣaṇa* = Massage mit Seidenhandschuhen
....	☐	*Nasya* = Vitalisierende Kopfbehandlung
....	☐	*Netratarpaṇa* = Augenwannenbehandlung
....	☐	*Ohrkerzen-Therapie*
....	☐	*Piṇḍasveda (ganz)* = Stärkende Ganzkörpertherapie
....	☐	*Piṇḍasveda (lokal)* = Stärkende Teilkörpertherapie
....	☐	*Pizzicila* = „Königliches Ölbad"
....	☐	*Śiro'bhyaṅga (śamana)* = Ausgleichende Kopfmassage
....	☐	*Śiro'bhyaṅga (śodhana)* = Ausleitende Kopfmassage
....	☐	*Udvartana* = Stoffwechselaktivierende Körpermassage
....	☐	*Upanāhasveda* = Regenerierende Rückenbehandlung
....	☐	*Vamana* = Therapeutisches Erbrechen
....	☐	*Ghī (Snehapāna)* im Teeraum III. OG
....	☐	*Virecana* = „Abführtag" (Abführmittel im Teeraum III. OG)
....	☐	*Mukhābhyaṅga + Lepa* = Kosmetische Gesichtsbehandlung
....	☐	*Netra-Upacāra* = Revitalisierende Pflege des Augenbereichs
....	☐	*Samvāhana + Lepa* = Kosmetische Körperbehandlung
....	☐	....

Bitte halten Sie sich 10 Minuten vor Behandlungsbeginn in dem Warteraum im 4. OG bereit. Sie werden von Ihrer/Ihrem behandelnden Therapeutin/Therapeuten abgeholt.

आयुर्वेदोऽमृतानाम्
Āyurveda ist das vorzüglichste Mittel um Unsterblichkeit zu erlangen.

Liste eintragen kann. Die gibt es täglich außer am Wochenende. Da finden dann gemeinsame Arztgespräche im Teeraum statt, wo Patienten in der Runde all ihre Probleme vorbringen und allgemeine Fragen zur Behandlung und Ayurveda loswerden können. Der lichte Raum, mit leiser entspannender Hintergrundmusik, dient auch zur Kommunikation der Patienten und zum Nachtanken von Tee, Ingwerwasser oder heißem Wasser, was neben Mineralwasser – ebenfalls aus einer Wicker-Quelle – den Flüssigkeitsbedarf deckt. Während der ganzen Kur sollte nichts anderes außer Wasser und Tee getrunken werden.

Das alles ist unaufdringlich, aber fast preußisch-perfekt organisiert, das Personal ist jederzeit eine überaus freundliche Hilfe, sodass nie ein Gefühl von unangenehmen Zwängen aufkommt. Alles wird ausführlich erklärt, von der jeweiligen Anwendung bis zum Inhalt des Essens. Der Patient weiß so jederzeit, was um und mit ihm geschieht. Das gilt auch für die Meditations-, Yoga- und sonstigen Lehrer, die ihre Kurse in entsprechend gestalteten »Kapellen«, »Licht-« oder »Sterne«-Räumen etwas abseits des laufenden Betriebes abhalten. Entsprechend des Mottos der Klinik ohne jegliche ideologische oder religiöse Beeinflussung.

Auch die drei Ärzte nehmen sich stets Zeit für Fragen oder Probleme. Puls- und Zungendiagnose findet am Morgen nach der Ankunft getreu ayurvedischer Regeln statt: nüchtern, wegen der Zunge auch noch vor dem Zähneputzen. So bringt sie das erforderliche unverfälschte Ergebnis. Davon könnte manch indischer Arzt noch etwas abkupfern, um seine Dosha-Bestimmung zu präzisieren.

Chefarzt Dr. Chopra, ein gut aussehender, hochgebildeter und quicker Inder, ist in Deutschland geboren, aufgewachsen und wurde in Heidelberg zum Arzt ausgebildet. Er studierte außerdem Indologie und schrieb seine Doktorarbeit über medizinhistorische Aspekte des Ayurveda. Von Klinikgründer Wicker ermuntert, absolvierte er in Kalkutta eine theoretische Ayurveda-Ausbildung an der Universität und dazu eine praktische in einer Ayurveda-Klinik. Er ist vom Nutzen der ayurvedischen Medizin aus eigener Erfahrung überzeugt, da er, wie er sagt, schon Menschen bei vor allem chronischen Beschwerden helfen konnte, denen er als Schulmediziner hilflos gegenüberstand. Ihm ist klar, dass Ayurveda außerhalb Indiens als Medizin nur schwer durchsetzbar ist. Vor allem, weil in Europa und Amerika der pure Wellness-Effekt in der Öffentlichkeit und auch bei den Betreibern so sehr im Vordergrund steht und der medizinische Teil dabei oft vernachlässigt oder, schlimmer noch, missbraucht wird.

Die Kasseler Lösung findet er beispielhaft, weil die in eine Klinik integrierte und doch eigenständige Ayurveda-Abteilung alle dort vorhandenen medizinischen Möglichkeiten ausschöpfen kann und er in einer beiderseits vorurteilsfreien Symbiose von Ayurveda und Schulmedizin die optimale Lösung für den Patienten hierzulande sieht. Die Erfahrung in Kassel habe gelehrt, dass sich Ayurveda so vielleicht am besten auf europäische Verhältnisse übertragen lasse.

Da seine Klinik viel mit heimischen Ölen (etwa biologisches Sonnenblumenöl) und Kräutern arbeitet, fragte ich ihn, wie sich das mit der ayurvedischen Tradition vertrage, die ja auf jahrtausendealten Erfahrungen mit indischer Kräutermedizin und deren Wirkungen auf die jeweilige Dosha beruhe. Er wies auf die Anfänge der Klinik hin. Damals, vor gut zehn Jahren, hatten namhafte indische Ayurveda-Ärzte und Experten für Kräutermedizin in Europa wachsende und medizinisch bewährte Kräuter getestet und nach ihren bekannten Wirkungen und den ayurvedischen Geschmacksrichtungen – salzig, scharf, bitter, süß, sauer, herb/zusammenziehend – den Doshas von Patienten zugeordnet.

In der praktischen Erfahrung habe sich dies dann bestätigt, zudem würden natürlich auch indische Kräuter und Essenzen oder Öle verwendet. Indische Medikamente würden, da sie größtenteils nicht legal eingeführt werden dürfen, weniger eingesetzt. Wenn doch, dann als Nahrungsergänzungsmittel, von einem Importeur, der strikt auf Schadstoffe kontrolliert. Die kämen teilweise über Farben oder auch Dosenmaterialien in die Pharmazeutika, was dem Ruf indischer Produkte sehr geschadet habe. Oft werde das Risiko aber auch übertrieben, werde nicht berücksichtigt, dass mancherlei Schwermetalle ayurvedisch gesehen gewollt in einem Medikament seien, oder die Vorschriften wären unklar. So werde beispielsweise bei Meeresfisch ein zehnmal so hoher Quecksilberanteil toleriert als bei einem Medikament, warum, könne keiner sagen. So viel wie möglich werde in der Klinik selbst produziert, zum Beispiel das Ghee sowohl für die Küche als auch zur Therapie.

Zur Mischung und Vorbereitung der Massageöle dient im vierten Stock zwischen Männer- und Frauenabteilung eine moderne Kräuterküche. In tiefen Kesseln werden die jeweils entsprechenden Heilpflanzen, etwa Rosmarin, Thymian, Kamille, Engelwurz, Beinwell usw., in Wasser angekocht, dann kommt das geeignete Öl dazu und die Mischung köchelt bei knapp hundert Grad weiter – zuweilen eine ganze Woche lang –, bis das

Wasser verdampft ist, Öl und Kräuter eins geworden sind.

Die Therapieabteilung offenbart übrigens auch das übliche Patientenverhältnis: Während in der Damenabteilung elf Therapeutinnen massieren und behandeln, genügt in der Herrendomäne der langjährige Cheftherapeut Stefan Krantz mit einigen ambulanten, nach Bedarf gerufenen ayurvedisch ausgebildeten Helfern: Wie überall bei Ayurveda ist der Frauenüberschuss auch in Kassel erdrückend: Von zehn stationären Patienten sind im Schnitt acht weiblich.

Die Behandlung durch die Therapeuten ist hochprofessionell. Die Massagen, auch das in Europa gemeinhin ungewohnte Synchronmassieren, entsprechen bestem indischen oder ceylonesischen Standard, das kann ich nach all meinen Erfahrungen bestätigen. Im Unterschied zum prüden asiatischen Brauch wird der Patient nackt behandelt, was der Massage sicher gut bekommt. Danach wird man für eine viertelstündige Nachruhe mit einem heißen Laken zugedeckt. Zum Säubern und längerem Ausruhen nach anstrengender Behandlung gibt es eigene Räume auf der Etage, sodass man stets wieder sauber, ohne die Wäsche oder das Zimmer verunreinigende Ölreste, von der Behandlung zurückkommt.

Derlei durchdachte Details machen den Aufenthalt angenehm und zeugen davon, dass organisatorisch alles bis ins Kleinste vorausgeplant wurde. Ayurveda »preußisch« in gutem Sinn?

Dass es in der Regel nur zwischen einer und maximal drei verschiedenen Anwendungen täglich gibt, gegenüber bis zu fünf in den Ursprungsländern, hat sicher auch mit den Kosten zu tun: Ein deutscher Therapeut kommt insgesamt etwa fünfzig- bis hundertmal so teuer zu stehen wie ein indischer, dessen Tageslohn oft nur bei 1 Euro liegen mag, der nur nach Bedarf bezahlt wird und keine weiteren sozialen Ansprüche stellt. Deswegen und wegen des insgesamt ungleich größeren Aufwands für Personal und alle nötigen Behandlungsmittel sind die Kosten einer Kur in Kassel auch mindest doppelt so hoch wie in einer Klinik oder einem Resort in Asien. Rechnet man Flug- und sonstige zusätzliche Kosten ab, mag sich das freilich annähernd wieder ausgleichen, ganz abgesehen von den Strapazen einer zweimal Zehntausend-Kilometer-Reise.

Dr. Chopra argumentiert, darauf angesprochen, dass die geringere Zahl der Anwendungen keine reine Kostenfrage sei. Nach den Erfahrungen der Klinik würden viele, vor allem ältere Patienten bei einer anstrengenden Panchakarma-Kur nicht mehr vertragen, zumal, wenn sie noch die anderen Angebote, insbesondere die Therme, in Anspruch nähmen. Man habe es mal mit einer neuntägigen Intensivkur für Manager versucht, aber die seien von der komprimierten Behandlung nachher geschlaucht gewesen und hätten, wie einer klagte, danach »den Koffer nicht mehr tragen können«. Daher nahm man das Angebot wieder aus dem Programm.

Der Augenschein scheint ihm Recht zu geben. Die Ghee-Trinkkur in den ersten drei Tagen, an denen die Patienten morgens nüchtern zwei bis sechs Zentiliter geklärte Butter trinken müssen und danach nicht mehr viel zu essen bekommen, strengt ebenso an wie das Abführen und die Einlauftage. Danach reicht den meisten allenfalls noch eine weitere Behandlung, manche wollen nur noch ruhen. Auch der Stirnguss Shirodhara nimmt daran nicht Gewöhnte zuweilen so mit, dass sie an dem Tag nichts Weiteres mehr abkönnen.

Dem alten Ayurveda-Hasen hingegen mag schon mal eine zusätzliche Behandlung abgehen – obwohl die einzelne Anwendung mit bis zu anderthalb Stunden Dauer zweifellos intensiver ist als etwa die auf vierzig Minuten geschrumpfte Version in Sri Lanka.

Etwa tausend Patienten nutzen jährlich das Angebot der Kasseler Ayurveda-Klinik, davon gut siebenhundert stationär. Sie kommen aus ganz Deutschland, den Niederlanden, Luxemburg, der Schweiz, auch aus England. Fast zwei Drittel sind Stammgäste, reisen also immer wieder mal zur Kur in Kassel an, was sicher für die Klinik spricht.

Fast die Hälfte der Patienten hat einen Hochschulabschluss, darunter sind viele Ärzte, auch ein Argument für die ayurvedische Behandlung. Die meisten sind zwischen vierzig und fünfundsechzig Jahre alt, dann kommen die über Fünfundsechzigjährigen, an letzter Stelle die unter Vierzigjährigen. Und es lassen sich, trotz der erheblichen Kosten, die bislang von Krankenkassen nicht übernommen werden, nicht nur Betuchte in der Klinik behandeln. Nach einer internen Statistik verdient ein Drittel der Patienten bis zu 25 000 Euro im Jahr, ein weiteres Drittel bis zu 50 000 Euro und das letzte Drittel über 50 000 Euro. Die durchschnittliche Verweildauer beträgt zwölf Tage – etwas kurz für eine Rundum-Ayurveda-Kur.

Reine Wellness-Suchende kommen kaum nach Kassel. Die Menschen suchen die Klinik aus drei Hauptgründen auf:

1. Erholung und Rehabilitation nach schwerer Erkrankung, vor allem Krebsleiden. Nach dem Grundverständnis der Klinik wird im Fall einer Krebserkran-

kung keine Primärtherapie angewendet, wohl aber eine Behandlung zur Regeneration und Besserung der Lebensqualität nach Operation, Bestrahlung oder Chemotherapie.
2. Erhaltung der Gesundheit und Krankheitsvorbeugung.
3. Behandlung eines akuten oder chronischen Leidens.

Im Jahr 2003 wurden laut dem Qualitätsbericht der Klinik hundertvierundvierzig verschiedene Diagnosen bei den Patienten gestellt, weitaus mehr als in allen anderen Abteilungen. Die häufigsten waren Stress- und Erschöpfungszustände, Rückenprobleme und arthritische Beschwerden, Bluthochdruck sowie depressive Episoden. Neuerdings kommen immer mehr Nachbehandlungen eines Mammakarzinoms und Reizdarm hinzu.

Außerordentlich rege ist die Beteiligung der Kurenden an ärztlichen Gesprächsrunden und Vorträgen, die es fast täglich gibt und die »vom hohen Informationsbedürfnis« der Teilnehmer zeugen, wie es im Qualitätsbericht heißt. Etwa drei Viertel der stationären Patienten beteiligen sich auch am ayurvedischen Kochkurs, der von der in Indien ausgebildeten resoluten Chefköchin Marion Saleina mit viel Verve und Lust an der Sache exerziert wird, von der professionellen Herstellung des geklärten Butterfettes Ghee bis zum perfekten Backen von Chapati, indischem Fladenbrot. Am Ende wird das gemeinsam vollbrachte original indische Sechs-Gänge-Menü serviert, das trotz der vielen Laien-Köche köstlich mundet. Nicht fehlen darf danach die Empfehlung, sich auch nach der Kur möglichst weiterhin vegetarisch zu ernähren, der erfahrungsgemäß dann viel mehr Frauen als Männer folgen – die Currywurst lässt grüßen. Zur Ermunterung gibt es ein Kochbuch von Frau Salina mit ayurvedischen Grundrezepten obendrauf.

Wozu ist das nun alles gut? Mit welchen Wirkungen kann der Patient für sein Geld rechnen? Dr. Chopra hat eine Liste zusammengestellt, in der neben Vorsorge und Regeneration unter anderem folgende Beschwerden und Leiden hervorgehoben werden, bei denen Ayurveda nach seinen eigenen Erfahrungen in den zehn Klinikjahren »besonders intensiv« helfen kann:

- Metabolisches Syndrom (Bluthochdruck kombiniert mit starkem Übergewicht, zu hohem Zuckerspiegel, zu hohem Cholesterin- und Triglyceridwert)
- Altersdiabetes
- Gicht
- Ekzeme, Neurodermitis, Psoriasis
- Asthma, Sinusitis, Bronchitis
- Reizmagen- und Reizdarmsyndrom
- Hepatitis
- Schlafstörungen
- Arthrose, Arthritis, Rheuma

Als Fallbeispiel führt der Arzt einen siebenundvierzigjährigen Patienten an, der mit allgemeinen Erschöpfungszuständen in die Klinik kam. Er litt am metabolischen Syndrom, wog hundertelf Kilo, hatte zu hohen Blutdruck, der medikamentös behandelt wurde, zu viel Zucker und zu hohe Blutfettwerte. Ihm wurde eine intensive Panchakarma-Kur von sechzehn Tagen verordnet, mit vollem Programm: Ghee-Einnahme, Ölmassagen, Abführen, medizinischen Einläufen, Nasya- und Schwitztherapien, insgesamt sechsundzwanzig Anwendungen bei strikt vegetarischer Ernährung.

Ergebnis: Der Patient nahm neun Kilo ab und brauchte ab dem vierten Behandlungstag keine blutdrucksenkenden Mittel mehr. Die Zuckerwerte sanken nüchtern von 170 auf 93, Cholesterin von 243 auf 140, Triglyceride von 253 auf 68. Das sind objektive Laborergebnisse – und Beweis für die Wirksamkeit einer intensiven ayurvedischen Behandlung.

Für das subjektive Wohlbefinden spricht die Patientenbefragung, die schriftlich und anonym zum Abschluss der Kur durchgeführt wird. Bei möglichen Benotungen von »herausragend« bis »schlecht« kommt in Kassel im Schnitt ein »sehr gutes« Ergebnis heraus, was in der Tat für eine ungewöhnlich hohe Zufriedenheit der Patienten spricht, von denen es sicher noch mehr geben könnte, wären die Preise etwas moderater.

Das Abschlussgespräch mit der Ärztin verläuft ähnlich intensiv wie bei der Aufnahme. Wieder wird ein Blutbild erstellt. Es zeigt trotz der nur äußerlichen Anwendungen spürbare Verbesserungen beim Zucker, den Blutfetten und der Harnsäure sowie bei den vorher auffällig zu niedrigen Thrombozyten – was möglicherweise Nebenwirkung eines längere Zeit eingenommenen Medikaments gewesen sein könnte.

Die Ärztin rät zu einer Änderung der Essgewohnheiten (zu viel Fleisch, Fett und Eiweiß, zu spät abends), zu Yoga-Übungen möglichst morgens, eigenhändigen Ölmassagen (vor allem Kopf und Füße), gibt noch zwei ayurvedische Medikamente mit und rät zu zwei weiteren, die man sich von einem streng prüfenden Importeur schicken lassen kann. Zwei Wochen später folgt ein eingehender schriftlicher Abschlussbericht, auch für den Hausarzt informativ.

Die gelegentlichen arthritischen Beschwerden in

Schulter und Knie sind mehr oder minder geblieben. Da haben vier Massagen wohl nicht für eine Linderung gereicht. Die Klinik empfiehlt dagegen die Einnahme eines Medikaments der hiesigen Pharmaindustrie. Als Fazit der Kasseler Erfahrung bleibt: Eine authentische ayurvedische Heilbehandlung ist auch in Deutschland zu bekommen, hat dann allerdings ihren Preis. Die Kasseler Ayurveda-Klinik arbeitet auf hohem Niveau, bezieht den Patienten auch von der detaillierten Information her individuell bestens in die Behandlung ein, ist strikt, was die ayurvedische Diät betrifft und nützt die durch die besondere Klinikkonstruktion möglichen Synergieeffekte mit den schulmedizinischen Abteilungen und der Therme optimal aus.

Insofern erscheint die Habichtswald-Klinik als bislang anderswo kaum praktiziertes Experiment der Verbindung authentischen Ayurvedas mit den deutschen/europäischen Gegebenheiten. Dies bestätigte während meines Aufenthaltes auch ein erfahrener, kritischer und selbstkritischer alter Ayurveda-Arzt aus Nepal. Dr. L. M. Singh, der einen Vortrag über die Wirksamkeit von medizinischen Einläufen hielt, befand ungefragt, dass die Kasseler »einen hervorragenden Job« in ihrer Klinik machten.

Das alles hat seinen Preis. Kassel ist mit 4667 Euro für eine umfassende Panchakarma-Kur von einundzwanzig Tagen im Einzelzimmer (insgesamt gut dreißig Anwendungen) sicher zu teuer für viele, die es vielleicht gern mal ausprobieren wollen – obwohl Ayurveda als reines Wellness-Angebot ohne medizinische Betreuung in besseren Hotels kaum billiger ist. Dr. Chopra verweist zudem auf die Tageskosten in normalen Kliniken, die teils noch erheblich höher sind – aber die bezahlt halt größtenteils die Krankenkasse. Und die springt bislang kaum, allenfalls sehr vereinzelt und nur bei einer speziellen Zusatzversicherung, für ayurvedische Leistungen ein.

Deshalb setzt sich der Arzt auch unermüdlich für eine Anerkennung von Ayurveda als Medizin hierzulande ein, freilich ohne große Hoffnungen auf konkreten Erfolg in absehbarer Zeit. Der Kuchen im Gesundheitswesen sei längst verteilt, freiwillig wolle da keiner etwas abgeben.

Bei einer Ayurveda-Konferenz im September, die Kassel fortan jedes Jahr veranstalten will, wurde vereinbart, vorerst zumindest mal die Kräfte zu bündeln. Es soll, so eine Absichtserklärung, ein Verband der Ayurveda-Ärzte im Land organisiert werden, um als qualifizierter Ansprechpartner bei künftigen Verhandlungen mit den für Gesundheit Zuständigen da zu sein. Denn Ayurveda, anerkannte Medizin für bereits gut eine Milliarde Menschen, könne in einer globalisierten Welt nicht auf Dauer ausgeschlossen bleiben.

Medizin des dritten Jahrtausends?

Ayurveda ist so alt wie die zivilisierte Menschheit.

Dr. S.K. Sharma,
Ayurveda-Berater der indischen Regierung

Mitten in den Berliner Regierungsverhandlungen im Oktober 2005 war den Medien plötzlich ein völlig anderes Thema Schlagzeilen wert: »Warentest warnt vor Naturmedizin«. Die Stiftung Warentest, weithin als objektiv und konsumentenfreundlich angesehen, hatte für ein Handbuch »Die Andere Medizin« achtundfünfzig Methoden alternativer Heilkunde anhand von »Fachliteratur und Studien« bewerten lassen. Herausgekommen war dabei vorwiegend Negatives: Zwei von drei Heilverfahren der so genannten sanften Medizin hätten keine oder unerwünschte Wirkungen, verkündete die Stiftung. Nur jede dritte Methode bringe überhaupt nachweisbare Ergebnisse.

Da wird dann über die Jahrtausende alte traditionelle chinesische Medizin TCM schlechthin geurteilt, deren »Wirksamkeit sei außer für Kopfschmerzen für keine andere Erkrankung belegt«. Dagegen seien die »Risiken erheblich«, so könne den Diagnosetechniken »keine Zuverlässigkeit« bestätigt werden. Dieses Urteil gilt einer Medizin, in deren Bereich immerhin über ein Fünftel der Weltbevölkerung heranwachsen konnte, deren Akupunkturmethode längst weltweit auch von Schulmedizinern praktiziert wird.

Natürlich bekommt auch Ayurveda, bei insgesamt

etwas besserem Zeugnis, sein Fett weg. Da gebe es zwar »Hinweise« auf die therapeutische Wirkung von ayurvedischen Arzneibehandlungen zum Beispiel bei Akne, Arthrose, Diabetes, Parkinson, rheumatischer Arthritis und Schlafstörungen – immerhin etwas. Aber: Dem stünden beträchtliche Risiken gegenüber, beispielsweise »haben manche Präparate einen viel zu hohen Bleigehalt«. Mit dieser noch älteren Medizin als TCM lebte und lebt das zahlenmäßig zweitgrößte Volk der Welt, bei allem Blei.

Die zwei einzigen Milliarden-Populationen der Erde Ausgeburten weitestgehend unwirksamer Medizinsysteme, die allenfalls gegen Kopfweh und Rheuma helfen? Grotesker hat sich westliche Überheblichkeit gegenüber früher so genannte Eingeborene und deren Zivilisation selten dokumentiert.

Dazu noch eine rein persönliche Erfahrung zum angeblichen Diagnosedefizit chinesischer Medizin: Zwischen meinem dreißigsten und vierzigsten Lebensjahr war ich immer wieder mal krank. Entzündungen im Kopf- und Hals-, Nasen-, Ohrenbereich, Bronchitis, Herz-, Leber- und Nierenbeschwerden, Magengeschwüre, arthritische Leiden, vor allem dauernde Kreislaufprobleme mit Schwindel und Ausfallserscheinungen. Bei jeder Erkältung schwoll die linke Gesichtshälfte schmerzhaft an.

Alle Spezialisten, auch ein Krankenhaus, in dem ich gründlichst auf Kopf, Herz und Nieren durchgecheckt wurde »wie in der Mayo-Klinik«, so der Chefarzt voller Stolz, fanden keine nachweisbaren Ursachen für meine Beschwerden. Vielleicht handle es sich um eine kaum zu behandelnde Trigeminusneuralgie, rätselten sie, aber Genaues wusste man nicht. Auch später herrschte vorwiegend Ratlosigkeit unter den Weißkitteln, etwa als ich nach akutem Gichtanfall samt schwerer Blutvergiftung unbekannter Ursache per Rettungswagen in ein Spital gebracht wurde.

Da riss mir endgültig der Geduldsfaden, zumal mein labiler Zustand mich bei meiner Arbeit behinderte – einmal sackte mir der Kreislauf im Flugzeug weg. Auf Grund eines persönlichen Hinweises fuhr ich zu einem Allgemeinarzt in Franken, der sich auf Elektroakupunktur-Diagnostik und -Behandlung spezialisiert hatte. Der Mediziner nadelte mich, an ein Gerät angeschlossen, vom Scheitel bis zur Sohle ab und stellte dann kurz und bündig fest: »Die Ursache all Ihrer Erkrankungen liegt im Bereich des linken Oberkiefers. Das kann von Zähnen, Nebenhöhlen oder Ohren kommen. Lassen Sie auf jeden Fall ein Panoramaröntgen des Kopfes machen.«

Zurück in Hamburg geschah das in der Universitätsklinik Eppendorf. Ergebnis: Zwei Weisheitszähne hinten im linken Oberkiefer waren von den dortigen Backenzähnen weggedrückt worden und hatten sich, da sie nicht mehr herauswachsen konnten, zurück in den Oberkiefer verzahnt. Dort entzündeten sie sich samt dem Knochen und streuten bei jeder Erkältung oder Beeinträchtigung des Allgemeinzustandes Erreger, was zum Ausbrechen von akuten Krankheitserscheinungen beim jeweils gerade anfälligsten Organ führte.

Es folgten zwei schmerzhafte Operationen im Oberkiefer samt dem Verlust etlicher Zähne. Dann dauerte es noch Jahre, bis alle Beschwerden abklangen, ein Schwachpunkt ist das Ganze bis heute. Natürlich fragte ich die Ärzte, die mich damals behandelt hatten, warum sie trotz aller Hinweise auf dauernde Schmerzen im linken Kopfbereich, ungeachtet diverser Röntgenaufnahmen und Zahnbehandlungen nie auf die Quelle meiner Leiden gestoßen waren.

Für den Zahnarzt lag die Sache angeblich »zu hoch«, da kam sein Röntgen nicht hin. Das HNO-Röntgen von vorn zeigte den Medizinern offenbar nicht hinreichend, was da weiter hinten los war. Der Internist hatte sich bloß um die Folgen gekümmert, die der jahrelang im Körper schwelende Entzündungsherd auslöste. Die Experten à la Mayo-Klinik, die bis zu Tests in einer Art rasend rotierenden Pilotenstuhl (die Ohren dabei mit verschieden temperierter Flüssigkeit gefüllt) alles Mögliche versucht hatten, waren zu keinem Befund gelangt und daher letztlich auf psychosomatische Ursachen gekommen. Die hatte ich ihnen dann bereitwillig bestätigt. Der von mir angegebene Grund dafür schmeckte ihnen freilich nicht: Unvermögen der geballten schulmedizinischen Wissenschaft, eine zutreffende Diagnose zu stellen.

Bis dann der in Hongkong geschulte Elektroakupunktur-Fachmann aus dem fränkischen Wald in einer einzigen Sitzung den Krankheitsherd zweifelsfrei ortete. So viel zur jetzt vorgeblich festgestellten Unzuverlässigkeit chinesischer Diagnosetechniken.

Was die in dem Handbuch angeführten »Sicherheitsbedenken« gegen ayurvedische Medizin, vor allem deren Medikamente, angeht, kann ich nur sagen, dass ähnliche Bedenken bei so manchen mit verheerenden Nebenwirkungen behafteten Produkten westlicher Pharmaindustrie womöglich lebensrettender wären. Natürlich gab und gibt es bei der Herstellung indischer Arzneien Schlampereien, auch Leichtfertigkeit mit Verunreinigungen, schädlichen Farben oder mit Schwermetall belasteten Stoffen. Doch die indische Regierung ist sich solcher Schwachstellen längst bewusst, überwacht die Hersteller immer strenger. Die achten seit Jahren selbst darauf, derlei Missstände zu beseitigen, da sie ja auch auf dem Weltmarkt bestehen wollen. Und sie haben auch nichts gegen strikte Kontrollen von Importeuren, zum Teil sogar bei den Produzenten selbst.

Sicherheitsbedenken gegen ayurvedische Behandlungen, soweit diese von approbierten Ärzten geleistet werden, können wohl kaum schwerwiegender sein als gegen Schulmediziner sonst irgendwo. Persönlich habe ich – natürlich neben vielen guten – allerlei missliche Erfahrungen mit heimischen Ärzten gemacht (etwa einmal die lebensgefährliche Fehldiagnose einer Rippenfell- statt der tatsächlichen Gehirnhautentzündung, die dann, zu spät erkannt und behandelt, bis zum Koma führte), bislang aber noch keine bedrohlichen mit Ayurveda-Medizinern.

Und davon gibt es allein in Indien immerhin über dreihunderttausend, die dort viele hundert Millionen Menschen medizinisch betreuen. Denn Ayurveda ist eben nicht irgendeine exotische alternative Medizin, sondern eine eigenständige medizinische Wissenschaft, die sich schon um Jahrtausende länger bewährt hat als unsere Schulmedizin und auch von der Weltgesundheitsorganisation WHO als solche anerkannt wird. Weshalb der indische Professor Bhagwan Dash auch kühn zu prophezeien wagt: »Ayurveda wird die Medizin des dritten Jahrtausends, und das nicht nur für Indien.«

Das mag nun eine gewagte Prognose sein, aber schon jetzt ist die Heilmethode Indiens größter Exportschlager.

Dass Ayurveda als anerkannte medizinische Lehre auch außerhalb des Subkontinents eine wachsende Rolle spielen wird, ist kaum noch anzuzweifeln. Besonders für die Dritte Welt scheint dieses Heilverfahren geeignet, da es dort weitaus billiger auszuüben ist als westliche Medizin. Und da der Patient, sofern er dazu in der Lage und willens ist, vieles selbst für seine Gesundheit tun kann. Indien bildet bereits ausländische Ärzte in zweijährigen Kursen ayurvedisch aus, und nicht allein solche aus Entwicklungsländern. Auch Briten und Japaner nehmen immer häufiger daran teil.

Nach Ansicht des Chefarztes der Arya-Vaidya-Sala-Stiftung im keralischen Kottakal, Dr. P.K. Warrier, der dort Patienten aus über vierzig Ländern behandelt und oft als indischer Ayurveda-Papst bezeichnet wird, ist Ayurveda angesichts des heutigen Lebensstils wichtiger denn je.

»Das hektische moderne Leben mit all seinem seelischen und körperlichen Stress, die Verschmutzung der Umwelt, die Entfremdung des Menschen von der Natur, die zunehmende Flucht in chemische Pharmazeutika aller Art führen zu grundlegenden Veränderungen im Körper und neuen Gesundheitsrisiken, denen die moderne Medizin immer öfter machtlos gegenübersteht«, sagte er auf dem Ayurveda-Kongress in Castrop-Rauxel im April 2005. Der Vierundachtzigjährige, der eigens zu der Veranstaltung aus dem Hinterland Keralas ins Ruhrgebiet gekommen war, bedauerte es daher umso mehr, dass die europäischen Länder noch immer nicht bereit seien, Ayurveda als medizinische Wissenschaft anzuerkennen.

Er führte aus, dass der ungehemmte Einsatz von Pestiziden und anderen Chemikalien bei der Produktion von Nahrungsmitteln, die Verunreinigung von Luft und Wasser die Gesundheit angriffen. Und moderne Medikamente wie Antibiotika würden immer unwirksamer gegen diese Risiken, Erreger von Krankheiten zunehmend resistent dagegen. Schon Caraka, der Urvater des Ayurveda, habe in seinen Schriften Krankheiten beschrieben, die aus der Verschmutzung der »Zeit, Umgebung, Luft und Wasser« resultieren und die mit einer Panchakarma- und Rasayana-Behandlung geheilt werden könnten. Dies sei eine ewig gültige Lehre. Sie befreie den Körper von giftigem Abfall und mobilisiere die gesunden Kräfte im Körper, die mit den Krankheiten fertig würden.

Denn allein auf die körpereigenen Abwehrkräfte kommt es nach ayurvedischer Gesundheitsdefinition an. All die Viren, Bakterien, Pilze und anderen Erreger, die Krankheiten auslösen können, befinden sich entweder ständig in jedem Menschen oder kontaktieren ihn bei Ansteckungen. Aber 99,9 Prozent davon bleiben harmlos, weil der Körper sich dagegen wehren kann, die nötigen Antikörper entwickelt. Nur ein Promille schafft es, die damit befallene Person krank zu machen, weil deren Abwehrkräfte geschwächt sind oder sich noch keine Antikörper bilden konnten.

Der Körper selbst befindet sich lebenslang in dauernder Erneuerung. Ständig werden neue Zellen gebildet, alte, verbrauchte abgestoßen, ein Vorgang, der als »geplanter Zelltod« bezeichnet wird. Im Inneren der Magenwand etwa entstehen so alle fünf Tage neue Zellen. Die Haut bildet sich binnen fünf Wochen neu. Selbst im Skelett erneuern sich alle drei Monate die Zellen. Achtundneunzig Prozent aller Atome in unserem gesamten Körper, der aus bis zu hundert Trillionen Zellen besteht, werden in Jahresfrist erneuert. Dies sind Erkenntnisse moderner Medizinforschung.

Die ayurvedische »Caraka Samhita« beschrieb bereits vor zwei Jahrtausenden, wie viel Zeit es etwa braucht, um aus Nahrung, die dem Menschen zugeführt wird, neues Gewebe im Körper zu bilden: einen Tag für körpereigene Säfte, fünf Tage für Blut, zehn Tage für Muskeln, fünfzehn Tage für Fett, zwanzig Tage für Knochengewebe. Am längsten brauchen Nerven (fünfundzwanzig Tage) und Fortpflanzungsgewebe (ein Monat). Im Übrigen sagt Ayurveda noch, dass sich in der Jugend der gesamte Körper alle sechs Monate erneuert.

Wird dieser ständige Prozess gestört, kann es zu Krankheiten, chronischen Leiden oder vorzeitigem Tod führen. Die Störungen können aber durch Behandlung beeinflusst werden, wobei Ayurveda, das all diese Vorgänge ja bereits beschreibt, stets den Menschen als Ganzes sieht und nie ein einziges bestimmtes Leiden abgegrenzt davon behandelt. Nicht ein bestimmtes Medikament soll einen isolierten Schaden bekämpfen, da krank machende Faktoren allein laut ayurvedischer Lehre im Gegensatz zum schulmedizinischen Ansatz gar keine Krankheiten hervorrufen können.

Deshalb besteht Ayurveda zum großen Teil auch aus Vorbeugung, damit das Individuum seine Abwehrkräfte gegen die Störung des Gleichgewichts im Körper bereithalten und jederzeit mobilisieren kann. Gesundheit heißt in Sanskrit »Swastha«, das bedeutet »in sich selbst ruhen«: ein Zustand, in dem Körper, Geist und Seele sich in einem dynamischen Gleichgewicht befinden. Das »Wissen vom Leben« wird deshalb auch von manchen Interpreten als »Kunst des Lebens« gedeutet, Ayurveda vor allem als grundlegende Lebensphilosophie.

Mag schon sein, dass bei einer solch uralten Lehre, die aus den Erfahrungen unzähliger Generationen schöpft, strikte wissenschaftliche Nachweise, wie sie von den Warentest-Autoren gefordert wurden, nicht immer hinreichend greifen mögen. Aber derart betrachtet bedürfe wohl auch die Schulmedizin mal einer neuen Überprüfung, wie es ein Kommentator zu der neuen Auflage des Handbuchs »Die Andere Medizin« sieht: »Wer von der Akupunktur bis Yoga wissenschaftliche Evidenz fordert, darf bei herkömmlichen Heilmethoden nicht mit anderem Maß messen.«

Danksagung

Für ebenso einfühl- wie wirksame Behandlungen, die mich von manch chronischem Leiden befreiten und stets einen lang währenden Erholungs- und Kräftigungswert hatten, möchte ich jenen Ayurveda-Ärzten danken, bei denen ich bisher insgesamt neunmal gekurt habe. Sie stellten sich auch bereitwillig meinen vielfältigen Fragen und vermittelten mir dadurch ein möglichst authentisches Bild von modern angewendetem Ayurveda, das es mir ermöglicht hat, dieses Buch zu schreiben. Es waren dies vor allem: Frau Dr. Sudha Ashokan in Delhi, Dr. Mohan Babu in Chingoli/Kerala, Dr. G. A. B. Alewattegama und Dr. Sisira Kumara Premarathne in Sri Lanka sowie Dr. Ananda Samir Chopra und Dr. Hilde Kartes-Rohwer von der Ayurveda-Habichtswald-Klinik in Kassel.

Fachlichen Rat bot ferner Tanja Höflich, Heilpraktikerin und in Indien ausgebildete Ayurveda-Therapeutin aus Wüzburg. Die KollegInnen Mareike Spiess-Hohnholz und Walter Schulz haben das Manuskript kritisch verbessernd gelesen.

Literatur

Chopra, Deepak, *Die Körperseele*, Bergisch Gladbach 1990

Garde, Dr. R.K., *Ayurveda for Health and Long Life*, Bombay, Indien 1975

Godagama, Dr. Shanta, *The Handbook of Ayurveda*, USA 1998

Kirschner, Monika und Bärbel Schwertfeger, *Der Ayurveda-Boom*, Köln 2004

Lad, Vasant, *Das große Ayurveda-Heilbuch*, Aitrang 2003

Mattausch, Jutta, *Ayurveda erleben in Indien und Sri Lanka*, Bielefeld 2004

Oommen, Sunny, D. K. Ved und Dr. R. Krishnan *Tropical Indian Medicinal Plants*, Bangalore, Indien 2000

Patel, Raojibhai Manibhai, *Manav Mootra (Auto-Urine-Therapy)*, Ahmedabad, Indien 1973

Pfannstiel, Cai, *Handbuch Yoga*, München 1997

Raichur, Pratima, *Wahre Schönheit*, München 1997

Rhyner, Hans Heinrich, *Das neue Ayurveda Praxis Handbuch*, Neuhausen, Schweiz 2004

Rosenberg, Kerstin, *Das Große Ayurveda-Buch*, München 2004

Schacker, Reinhart, *Das Ayurveda Lebensbuch*, Amsterdam 2000

Schrott, Dr. Ernst, *Ayurveda für jeden Tag*, München 2003

Schrott, Dr. Ernst, *Ayurveda – Das Geheimnis Ihres Typs*, München 2003

Schrott, Dr. Ernst, *Ayurveda – Die besten Tipps*, München 2004

Schrott, Dr. Ernst, *Ayurveda für Gesundheit, Glück und langes Leben*, München 2005

Schutt, Karin, *Ayurveda für jeden*, München 1996

Shankar, Darshan und P. M. Unnikrishnan, *Challenging The Indian Medical Heritage*, Indien 2004

Sinha, S. P.: *India Sits on Aids Bomb*, Delhi, Indien 1999

Svoboda, Robert E., *Ayurveda-Praxis für Frauen*, München 2002

Thomas, Carmen, *Ein ganz besonderer Saft – Urin*, Köln 1993

Warrier, Gopi und Deepika Gunawant, *Ayurveda – Das große Handbuch*, München 1997

Weise, Dr. Otfried D., Momordica charantia – Die Wunder-Balsambirne, Würzburg 2002